食事のコツで、症状を改善！

おいしい腎臓病の食事

よくわかるステージ別 食べて良いもの、控えるもの

富野康日己　編著　医療法人社団松和会 理事長　順天堂大学名誉教授
杉村紀子　栄養監修　医療法人社団松和会 管理栄養士　腎臓病療養指導士

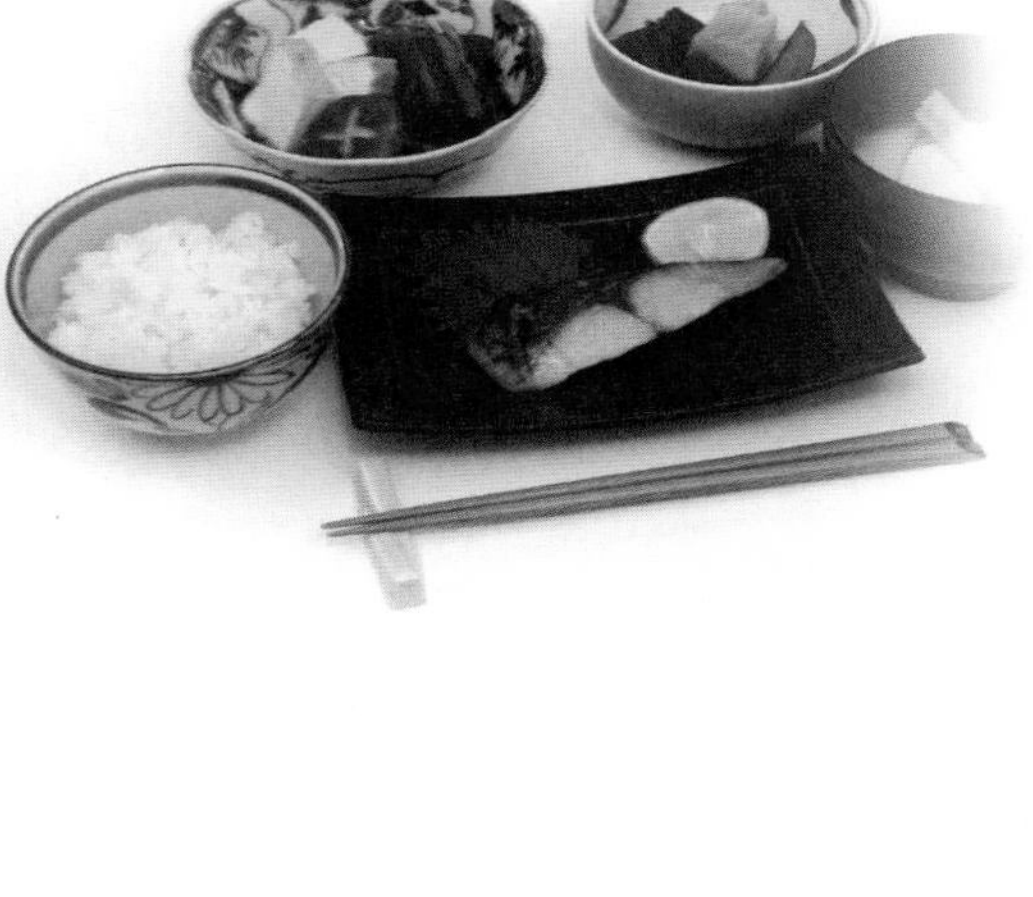

法研

はじめに

現在わが国では、腎機能（糸球体濾過量）の低下や蛋白尿の持続によって診断される慢性腎臓病（ＣＫＤ）の患者さんが１３００万人を超えています。慢性腎臓病は、単一の腎臓病を言うのではなく、原因を問わず一定の基準を満たした場合に診断される疾患群です。これらの腎臓病患者さんの治療の基本は、バランスの取れた栄養と適切な運動ですが、患者さんやご家族がいちばん神経を使うのが毎日の食事だと思います。患者さんは、かかりつけ医や管理栄養士から栄養食事指導は受けていますが、自分で実践するとなると常に不安がつきまとっているようです。また、現在世界的に大流行している新型コロナウイルス感染症（ＣＯＶＩＤ－19）による長期間の自粛生活や運動不足から、食欲低下によるフレイル（虚弱）やメタボ（体重増加）になっていることも問題になっています。

栄養食事指導で大切なことは、食事制限を押しつけるのではなく腎機能や蛋白尿の変化に応じてフレキシブルに変更することと、継続可能な内容を示すことです。これまで腎臓病の食事をテーマにした書籍は料理レシピに特化したものや、食品成分表を用いて食品項目別に栄養素の含有量が判断できるものが数多く発刊されています。本書『おいしい腎臓病の食事』は、これらをさらにパワーアップさせて刊行し、既刊の『慢性腎臓病・透析&糖尿病の運動サポート』（法研）の姉妹本として用いることで完全補完とすることを目的としています。

本書には、大きく二つの特長があります。一つは、ただ単に腎臓病患者さんのためのレシピだけを紹介するのではなく、そのレシピと同じメニューによる一般的なレシピも紹介します。それによって、「何が減って何が増えるのか、何の代わりに何を入れることができるのか」を知ることで、調理のコツを覚えることができます。また、腎臓病患者さんも一般の人が食べるグルメと遜色のない同じグルメを味わうことができると思います。

もう一つは、食品別に含有成分を列挙するのではなく、腎臓病患者さんに注意を促す食品群と腎機能低下に直接的な影響を与えない食品群に分けて紹介することです。さらに、透析食のレシピの立て方や補助食品、外食についても解説しています。

本書が患者さんとご家族にとって、日々の食事の一助となれば幸いです。特に、腎機能を維持しながら「おいしい腎臓病の食事」を摂り、毎日の食生活を楽しく過ごされることを願っています。

新型コロナウイルス感染症の終息を願って
2021年初夏
富野 康日己

おいしい腎臓病の食事　目次

◆第1章　食事における腎臓の働きと負担

●腎臓病になると、腎臓ではなにが起きているの？
通常の働きとどう違ってくるの？……10
腎臓と腎臓病について　10

●腎臓のしくみと働き……13

●食事の改善で腎臓病の重症化を抑えることができるのか？……18
食生活の乱れと腎臓病　18

●腎臓の負担を軽減させるための食生活5つの基本……20
「栄養バランスの重要性」　20
たんぱく質　21
エネルギー　23
脂質　25
塩分（食塩）　25

カリウム　26
リン　29
水分　30
●腎臓病における栄養食事指導の流れ……31
●腎臓病の病態と食事療法の基本……33
糸球体過剰濾過　33
細胞外液量の増大　34
高血圧　34
高窒素血症　34
高カリウム血症　35
コラム　サプリメントの扱い方～自己判断せずに、主治医に相談を～　36
◆第2章　腎臓病の人の食事で注意すること
●食事の基本となる適正エネルギー量とは?……38
体を維持・活動するために必要なもの　38

●なにを、どれだけ食べるべきか？……43
なぜ、食事で栄養バランスを取る必要があるのか　43
食事の献立を考えるには　49
◆ステージ別1日の摂取目安　45／主な食品の1単位の量　50
●摂取制限を必要としない栄養素と主な食品……52
エネルギーの確保が、食事を豊かにできる　52
●腎臓病患者は亜鉛不足を起こしやすい……55
亜鉛不足がさらなる栄養不足を招くことも　55
●腎臓病とマグネシウム……57
ミネラルバランスを保つ役割　57
●栄養不良を起こさず食事制限するには……60
栄養不良は、別の不調を招きかねない　60
低たんぱく食品　61
治療用特殊食品　61

カロリーアップ食品　62
シリアル食品　64
●主な食品のたんぱく質、塩分、カリウム、リンの含有量……66
●外食時のメニュー選びのコツ……74
外食のポイント１　たんぱく質　74
外食のポイント２　塩分　75
外食のポイント３　リン・カリウムなど　75
外食のポイント４　前後の食事も含めて考える　75
食品成分表の活用の仕方　76

◆第３章　腎機能低下を抑えながら食事を楽しむ

●腎臓病患者の食事のコツ……80
●塩分を減らすコツ……82
●たんぱく質を減らすコツ……85
●カリウムを減らすコツ……88

● リンを減らすコツ …… 91

● 一般のレシピと腎臓病患者のためのレシピの違い …… 92

1）主菜・副菜が同一メニューでも、レシピを変えて工夫する方法　92

魚料理＋副菜　93

肉料理＋副菜　97

2）主食のベースカロリーを比較する　103

お手軽朝ごはん6選　106

3）単一メニューを比較する　108

カレーライス／パスタ／店屋物

● 透析患者のためのレシピの立て方 …… 119

● 腎臓病の原因疾患を予防・改善する食事 …… 129

高血圧　129

糖尿病　130

慢性腎炎　131

脂質異常症　131

高尿酸血症　132

第1章

食事における腎臓の働きと負担

腎臓は、「沈黙の臓器」と呼ばれるように、静かに辛抱強く働く臓器です。そのしくみと働きから、なぜ機能が低下するのか、なぜ腎臓病の治療に食事が大切なのかを説明します。

腎臓病になると、腎臓ではなにが起きているの？
通常の働きとどう違ってくるの？

　腎臓病の治療では、食事の管理いわゆる食事療法がとても大切です。食事の内容や摂取量を工夫することで、腎臓への負担を減らすことができます。これは、薬などによる治療と同等、あるいはそれ以上に大切なことです。患者さんとご家族には、本書に書かれている内容をよくご理解していただき、一緒に腎臓病と闘っていきましょう。

腎臓と腎臓病について

「群盲《ぐんもう》象を撫《な》でる」と言う言葉があります。象はどのようなものか、目隠しをした人が角《つの》を触って、「象とは槍のようだ」と言い、ある人は胴体を触って「まるで壁のようだ」、またある人は尻尾を触って「ロープのようだ」などと表現します。

　さて、腎臓はどのようなものでしょう。どこにあるのかと言うと、両手を握ってぐるりと背中へ回してみてください。ちょうど背中にふれたところ辺りに左右で2個、大きさは握りこぶしぐらいです。腎臓は、尿をつくって体内の老廃物を排泄するなどの重要な仕事をしています。「沈黙の臓器」といわれるように縁の下の力持ちのように辛抱強く働いてくれています。しかし、ご主人様があまりにも注意を払わないと、その働きを持ちこたえることができなくなります。

腎臓の働きが低下すると、あるいは血尿や蛋白尿が出るようになると腎臓病と診断されます。腎臓病というと１つの病気のようですが、多くのものが含まれています（表１）。

病気の進行スピードからみれば、急に腎機能が悪くなる「急性」のものと、比較的ゆっくりと経過して徐々に悪くなる「慢性」のものがあります。

腎機能が悪化していくのを放っておくと、透析療法が必要になったり、脳卒中・心臓病

表１　腎臓病の種類

外科的腎臓病	腫瘍・外傷・結石など
内科的腎臓病	ネフローゼ症候群：高度な尿蛋白 腎不全（急性・慢性）：腎機能の低下

■ **原発性（一次性）**→ 原因が不明
糸球体や尿細管の炎症（IgA 腎症など）

■ **続発性（二次性）**→ 原因を判明できる
他の病気により腎臓を障害する（糖尿病性腎臓病（腎症）など）

になる、死亡するということになります。

現在わが国で慢性維持透析療法を受けている患者さんは、約34万人いますが、その主な原因疾患として、①糖尿病、②慢性糸球体腎炎、③腎硬化症、④多発性嚢胞腎《のうほうじん》、があげられます。

透析療法（腎代替療法ともいう）には、「血液透析」と「腹膜透析」がありますので、患者さんに合った方法を選んでもらいます。

患者さん・ご家族に腎臓病を説明すると、どなたも「透析にだけはなりたくない」と言われます。もちろん、私たちも透析にはなってほしくない、万が一なったら腎移植ができるまで、また腎臓の再生が行われるようになるまで長生きしてほしいと願っています。わが国の透析療法のレベルは国際的にとても優れており、長期間治療を受けておられる患者さんが多いです。

はじめは「透析になるくらいなら、死んだ方がました！」と言われる患者さんも少なくありませんが、医療スタッフの熱心な説明によって納得され、約98％の患者さんは、血液透析を受けています。

私の拙い経験ですが、私を含めた医療スタッフがご家族とともに一生懸命説得したのですが「自分は十分に生きた。透析を受けずにこのまま逝きたい」とおっしゃった方が1名いらっしゃいました。

腎臓のしくみと働き

腎臓は、腹膜という膜の外側の背中側に左右2個あります。このため腎臓は「後腹膜臓器」と呼ばれています。ちなみに、胃腸や肝臓は腹膜に囲まれた中にあるので「腹腔内臓器」といいます。

大きさは自分の握りこぶしくらいで1個の重さが120～150g、そら豆のような形をしています。外側に向かって凸で、内側のへこんでいる部分には、体の上のほうから腎静脈・腎動脈・尿管の順に3本の管が入っています(図1)。

腎動脈は、腹部大動脈から分かれて腎臓に入っ

図１　腎臓のしくみ（構造）

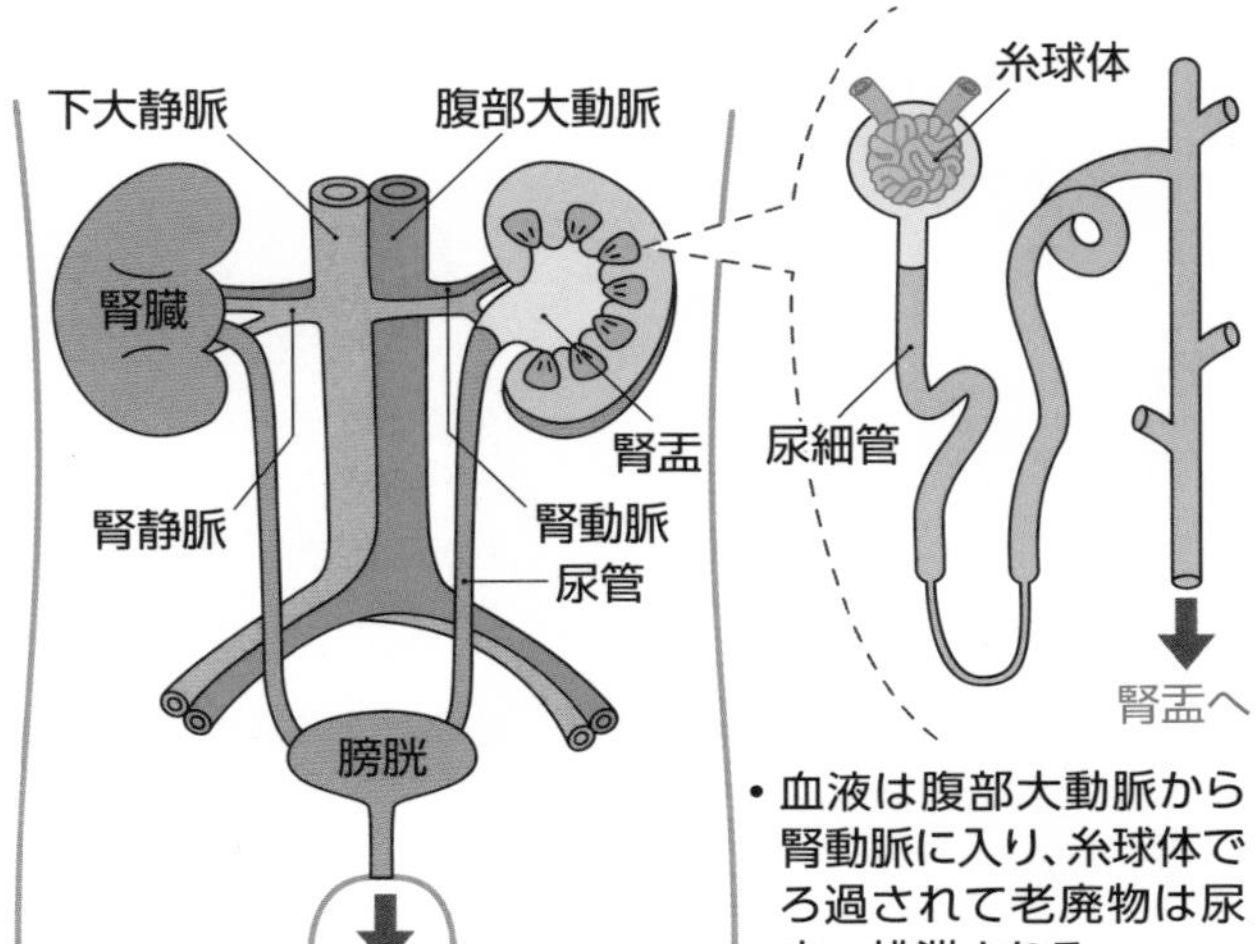

・血液は腹部大動脈から腎動脈に入り、糸球体でろ過されて老廃物は尿中へ排泄される。
・糸球体と尿細管をまとめて「ネフロン」と呼ぶ。

たあと、いくつかの小動脈に枝分かれし、その後どんどん細くなっていきます。最後に、毛細血管となり糸球体《しきゅうたい》と呼ばれる組織になります。糸球体は、ちょうど編み物の時に使う「毛糸の玉」のような形で、左右の腎臓に合わせて約２００万個あると言われています。

なお、未熟児で生まれたお子さんは総糸球体数が少なく、成人してから高血圧や腎臓病が起こりやすいとされており、注意が必要です。

糸球体には、１日約１５０Ｌの血液が入り、ろ過されて尿細管に流れ込みます。これが、尿の元である「原尿」です。尿細管では、ブドウ糖などの体にとって必要なものを再吸収し、不要な老廃物（尿毒素と言う）のみ排泄します。そして、最終的に１日約１・５Ｌ

図２　腎臓の働き：排泄機能（尿を作る、老廃物を出す）

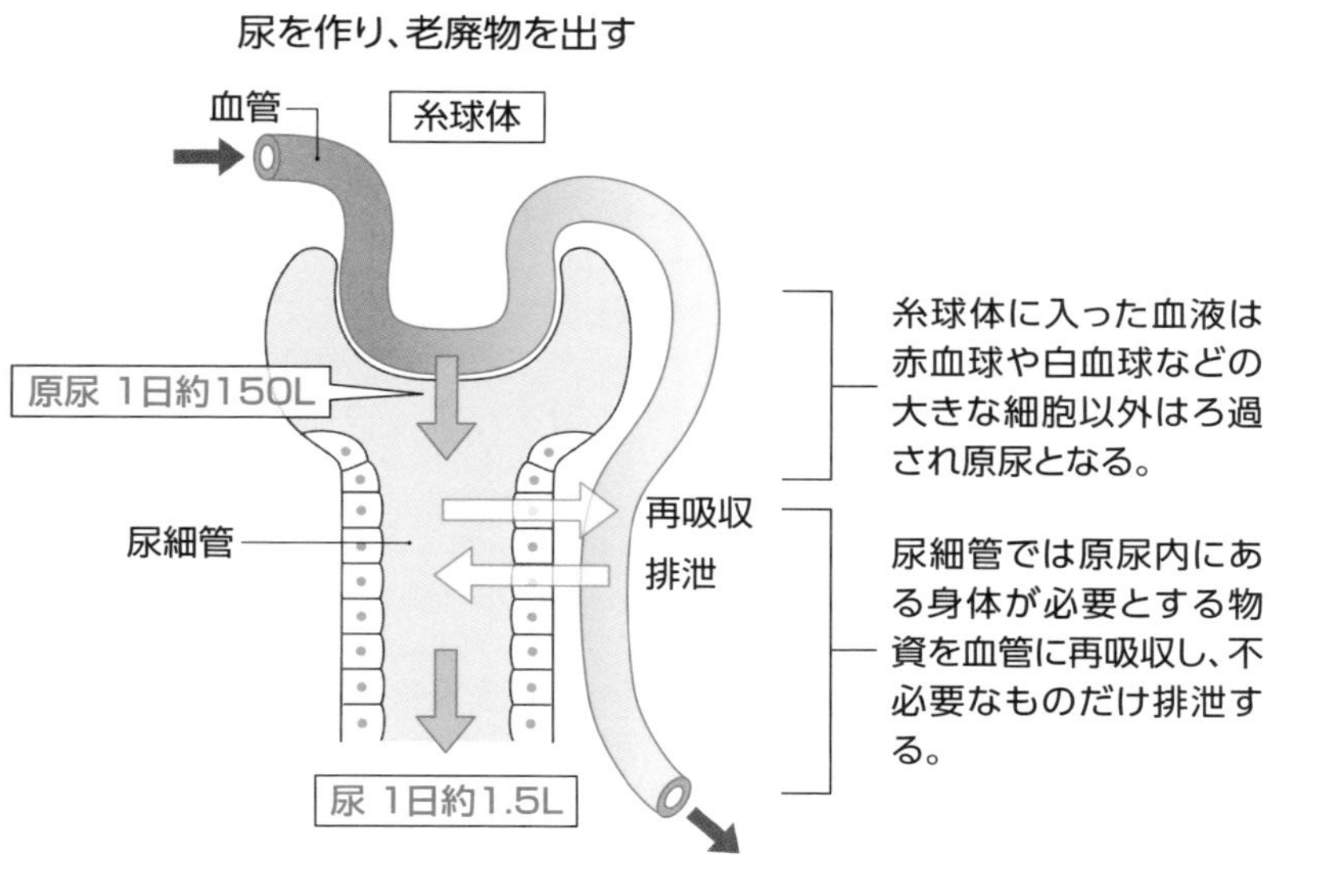
尿を作り、老廃物を出す
血管
糸球体
原尿 1日約150L
尿細管
再吸収
排泄
尿 1日約1.5L
糸球体に入った血液は赤血球や白血球などの大きな細胞以外はろ過され原尿となる。
尿細管では原尿内にある身体が必要とする物資を血管に再吸収し、不必要なものだけ排泄する。

の尿が排泄されます。つまり、糸球体に流れ込んだ血液のうち、たった1％が尿となって体の外に出ていくのです（図2）。

腎臓は尿を作って体内の老廃物を排泄するなど、まさに「肝腎（心）要《かなめ》の臓器」で、重要な働きをしているのです。

腎臓の働きは次のようにまとめられます。

〈腎臓の働き〉

①尿を作る：１日約１・５L
②体内の老廃物を尿中に排泄する
③電解質（ナトリウム、カリウム、カルシウム、リンなど）のバランスをとる
④酸と塩基（アルカリ）のバランスをとる
⑤エリスロポエチンというホルモンを産生して赤血球を増やす（造血作用）
⑥血圧を上げる・下げる
⑦骨を守る など

ところが、腎臓内の糸球体や尿細管、血管、間質（糸球体、尿細管、血管の間を支えている組織）が、なんらかの原因により壊れて腎機能が低下すると、体内でできた老廃物（尿毒素）を尿中に十分に排泄することができなくなり、体内に蓄積するようになります。原因は、腎炎のような炎症、糖尿病・痛風などによる代謝異常、動脈硬化などの血管障害、腎毒性物質など、さまざまです。

また、体内の体液のホメオスターシス（恒常性）を維持することができなくなります。ホメオスターシスとは、水や電解質バランス、酸塩基平衡などを一定に保つ働きのことです。

体液のバランスが乱れると、高血圧や造血機能異常（腎性貧血）、骨代謝異常などが起こり、腎不全状態となって尿毒症の多彩な症状が現れます（図３・４、表２）。

そうした状態がゆっくりと進行するのが、「慢性腎不全」です。慢性腎不全では図３にあるようにゆっくりと腎機能の低下がみられるのですが、ある時点を超えると急激に悪化して透析療法が必要になります。

医師、管理栄養士、看護師などの医療スタッフは、患者さんが透析療法に進行しないように血圧・適正体重の管理や尿蛋白の減少、貧血の改善、尿毒素の管理などを目的に食事栄養指導、運動サポート、薬物療法を適切に行います。

図３　慢性腎臓病（CKD）の経過

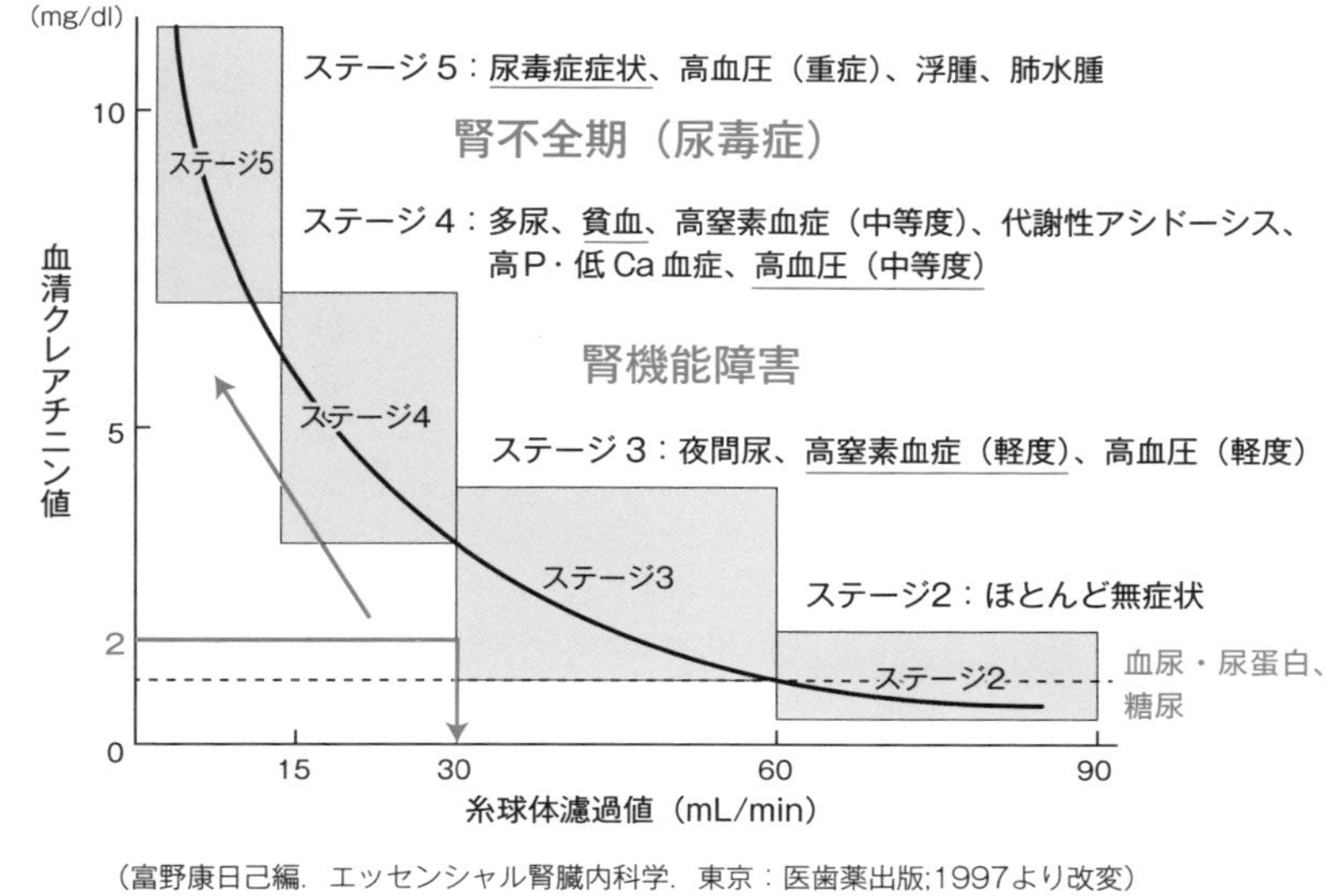

（富野康日己編．エッセンシャル腎臓内科学．東京：医歯薬出版;1997より改変）

Seldin 分類（Disease of Kidney, 1963. P.173）

図４　尿毒症の症状（全身症状）

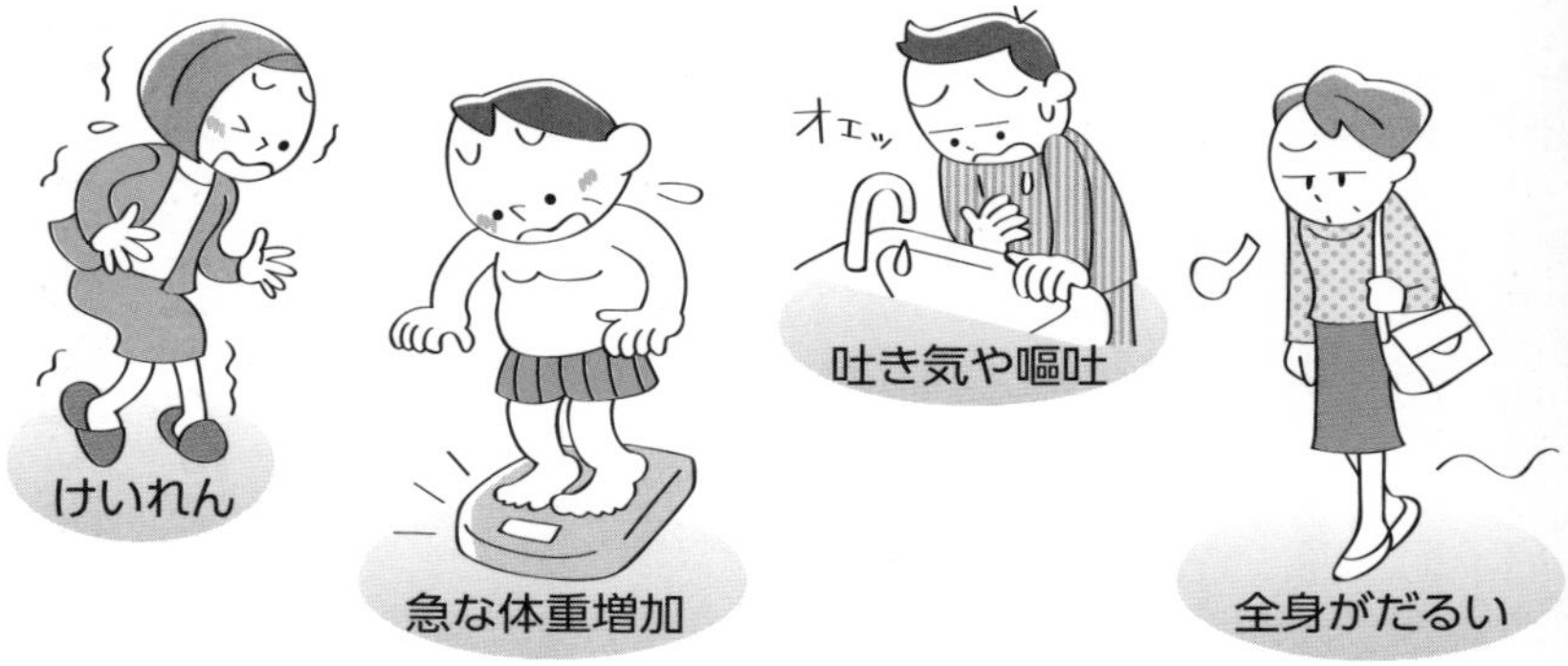
オエッ
けいれん
急な体重増加
吐き気や嘔吐
全身がだるい

表２　慢性腎不全の症状（尿毒症）・合併症

全身症状	疲労感や全身倦怠感など
循環器症状	高血圧（体液依存性、レニン依存性）、うっ血性心不全、心膜炎、心筋症、不整脈など
呼吸器症状	クスマウル大呼吸（代償性過換気）、肺水腫（尿毒症肺、蝶形陰影）、血性胸水、胸膜炎など
消化器症状	尿毒症口臭（尿のような口臭）、食欲不振、悪心、嘔吐、下痢、消化管出血など
精神・神経症状	集中力の低下、傾眠傾向、意識障害、末梢の知覚障害など
血液疾患症状	貧血、出血傾向など
内分泌代謝異常	二次性副甲状腺機能亢進症、無月経など
皮膚症状	色素沈着、掻痒症、ドライスキン（乾燥肌）など
骨関節症状	二次性副甲状腺機能亢進症、病的骨折、異所性石灰化など
眼症状	眼底出血、網膜剥離、red eye（眼球結膜が赤くなる）など
免疫異常	易感染性（結核）など

食事の改善で腎臓病の重症化を抑えることができるのか？

食生活の乱れと腎臓病

私たちは、いつも健康で幸福な生活を送りたいと願っています。健康というのは、「単に病気でないとか、弱っていないということではなく、『肉体的』にも『精神的』にも、そして『社会的』にも、すべてが満たされた状態にあること」（WHO憲章より：日本WHO協会訳）を言います。それらが満たされない状態が病気ですが、その原因には遺伝、性差（ホルモン）、加齢（高齢化）、環境（大気汚染：微小粒子状物質PM2・5、熱帯化）や悪い生活習慣などがあげられています。

1973年、アメリカのブレスロー博士は米国カリフォルニア州の住民7000人を調査し、〝ブレスローの7つの健康習慣〟を提唱しました。

そのなかの食生活については、適正体重を守る（肥満・やせの改善）、朝食をとる、間食はしない、禁煙、節酒、の5項目が入っています。ちなみに、ほかの2つは、睡眠（適正な睡眠時間と質）と定期的な運動です。

これら7つの生活の乱れが、生活習慣病・

腎臓病の発症や悪化にかかわっています。食事になにも注意を払わずに好きなものを好きなだけ食べ、食事をする時間帯や食事のスピードも気にしない状態を続けていると、前述のように蛋白尿や浮腫（むくみ）、高血圧があらわれ、腎機能が低下し高窒素血症や高カリウム血症を伴って末期腎不全に進行します。

「腎臓病の治療において欠かせないのが、食事療法です！」とよく言われています。なぜ腎臓病の治療に食事療法が欠かせないかというと、患者さんのふだんの食事のなかには腎臓に大きな負担をかける食べ物が入っていることがあり、腎機能がますます低下してしまう危険性があるからです。

本来私たちの身体は、食事で摂取したもののなかから必要とする栄養成分を吸収して利用し、不必要な成分は老廃物として排泄しています。腎臓は、不要な老廃物を尿中に排泄する重要な役割を担っています。おもに塩分やミネラル、水分の吸収と排泄を担当しています。

腎臓の負担を少しでも減らし腎臓病の進行を抑えるためには、体の中に入るそれらの成分を〝食事摂取のしかた〟でコントロールする必要があるのです。

腎臓の負担を軽減させるための食生活5つの基本

「栄養バランスの重要性」

腎臓の負担を軽減するための食生活の基本は5つあります。

1. 栄養のバランスが重要です
5大栄養素であるたんぱく質、糖質（炭水化物）、脂質、ミネラル、ビタミンのバランスを取り、適切なエネルギー（カロリー）を取りましょう

2. 塩分（食塩）の過剰摂取を控えましょう。
塩分の過剰摂取には地域性や家風による味付けもかかわっています

3. カリウムの取りすぎに注意しましょう。
カリウムを多く含む果物や新鮮な野菜の摂取は要注意です

4. 早食いや欠食、間食、夜食に注意しましょう

5. 腎臓専門医と管理栄養士による食事栄養指導を繰り返し受けましょう

栄養バランスのなかでも、たんぱく質の摂り方とエネルギー、脂質にポイントがあります。

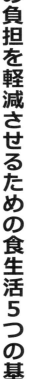

たんぱく質

腎臓病の食事療法のカギは、やはり〝たんぱく質の摂取〟です。たんぱく質は3大栄養素（たんぱく質、糖質、脂質）の1つで、人体の活動に欠かせないもので、筋肉や臓器、皮膚、髪の毛、爪、体内のホルモンや酵素、免疫物質などを作り、栄養素の運搬にも役立ちます。また、わずかですがエネルギー源にもなります。しかし、体の中で使われるときに尿素窒素などの老廃物ができ、その量が多すぎると腎臓への負担が増してしまいます。腎臓病の人は、たんぱく質を多く摂らないようにしなければなりません。ただし、たんぱく質は体を構成するなど重要な栄養素ですので、不足するとサルコペニア（32頁参照）に

表３　慢性腎臓病（CKD）ステージによる食事療法基準

<table>
<tr><th>ステージ（GFR）</th><th>エネルギー
（kcal/kg BW/ 日）</th><th>たんぱく質
（g/kg BW/ 日）</th><th>食塩
（g/ 日）</th><th>カリウム
（mg/ 日）</th></tr>
<tr><td>ステージ１（G１）
（GFR ≧ 90）</td><td rowspan="6">25 ～ 35</td><td>過剰な摂取をしない</td><td rowspan="6">3 ≦　＜ 6</td><td>制限なし</td></tr>
<tr><td>ステージ２（G２）
（GFR60 ～ 89）</td><td>過剰な摂取をしない</td><td>制限なし</td></tr>
<tr><td>ステージ 3a（G３a）
（GFR45 ～ 59）</td><td>0.8 ～ 1.0</td><td>制限なし</td></tr>
<tr><td>ステージ 3b（G３b）
（GFR30 ～ 44）</td><td>0.6 ～ 0.8</td><td>≦ 2,000</td></tr>
<tr><td>ステージ４（G４）
（GFR15 ～ 29）</td><td>0.6 ～ 0.8</td><td>≦ 1,500</td></tr>
<tr><td>ステージ５（G５）
（GFR ＜ 15）</td><td>0.6 ～ 0.8</td><td>≦ 1,500</td></tr>
<tr><td>5D
（透析療法中）</td><td colspan="4">別表（120 頁）</td></tr>
</table>

注）エネルギーや栄養素は、適正な量を設定するために、合併する疾患（糖尿病、肥満など）のガイドラインなどを参照して病態に応じて調整する。性別、年齢、身体活動度などにより異なる。
注）体重は基本的に標準体重（BMI ＝ 22）を用いる。kg BW ＝体重1kg あたり（BW ＝ Body Weight）。
＊「日本腎臓学会編：慢性腎臓病に対する食事療法基準 2014 年度版」（東京医学社）を改変

つながるなど、逆に体に支障が出てきます。腎臓の負担を減らしつつ、かつ体が必要な分を補給できるよう適正な摂取をすることが大切なのです。

たんぱく質の摂取量については、慢性腎臓病（CKD）の重症度を示すステージによって決められます（表3）。

ステージG3aでは0・8〜1・0g／kg標準体重／日、ステージG3b以降では0・6〜0・8g／kg標準体重／日が推奨されています。

糖尿病性腎臓病（腎症）では、ステージG1〜2では1・0〜1・2／kg標準体重／日、G3では0・8〜1・0／kg標準体重／日、G4〜5では0・6〜0・8g／kg標準体重／日です。

尿蛋白が大量に尿中にでるネフローゼ症候群といわれる腎臓病では、たんぱく質の摂取量をやや多めにすることがあります。

たんぱく質が多く含まれる食品は肉や魚ですが、米やパン、芋類、果物、野菜にも含まれています。例えば、ごはん一膳分（180g）には、約4・5gのたんぱく質が含まれています。

したがって献立を立てるときには、使う食材のすべてから、摂取するたんぱく質量を計算しなくてはなりません。

注意したいのが、食材によってたんぱく質のアミノ酸スコアが異なることです。アミノ酸スコアとは食品中に含まれる必須アミノ酸のバランスを評価したもので、１００に近いほど良質であると言えます。大豆や肉、魚などのスコアは１００、精白米で65、小麦で41です。できるだけアミノ酸スコアが低めな主食からのたんぱく質摂取を減らすようにします。

ステージが進んで、たんぱく質の制限が厳しくなると献立を立てるのが難しくなってきます。管理栄養士は、治療用特殊食品を用いてアミノ酸スコアを高くするよう食事栄養指導を行っています。でんぷん米などの低たんぱく食品やたんぱく質を抑えた治療用特殊食品（無～低たんぱく含有量でありながら、エネルギー含有量の高い食品が市販されている）もあります。

エネルギー

たんぱく質を減らす分は、脂質や炭水化物：（糖質＋食物繊維）を増やし身体活動に必要なエネルギーを摂取しなくてはなりません。エネルギーが足りなくなると、体は筋肉などに蓄えられているたんぱく質を分解して、エネルギー源として活用することになります。これを「異化作用」と言います。

つまり、エネルギーが不足すると体の中のたんぱく質が適切に使われなくなるということです。その結果、尿素窒素などが増えてしまいます。ただし、エネルギー量を増やしすぎるのも、肥満につながりよくありません。高血圧や高血糖、脂質異常症などを招いてしまうからです。

図5　糖尿病における身体活動量と摂取エネルギー量
1日の適正なエネルギー量(kcal)=標準体重(kg)x身体活動量
標準体重(kg)=身長(m)x身長(m)x22

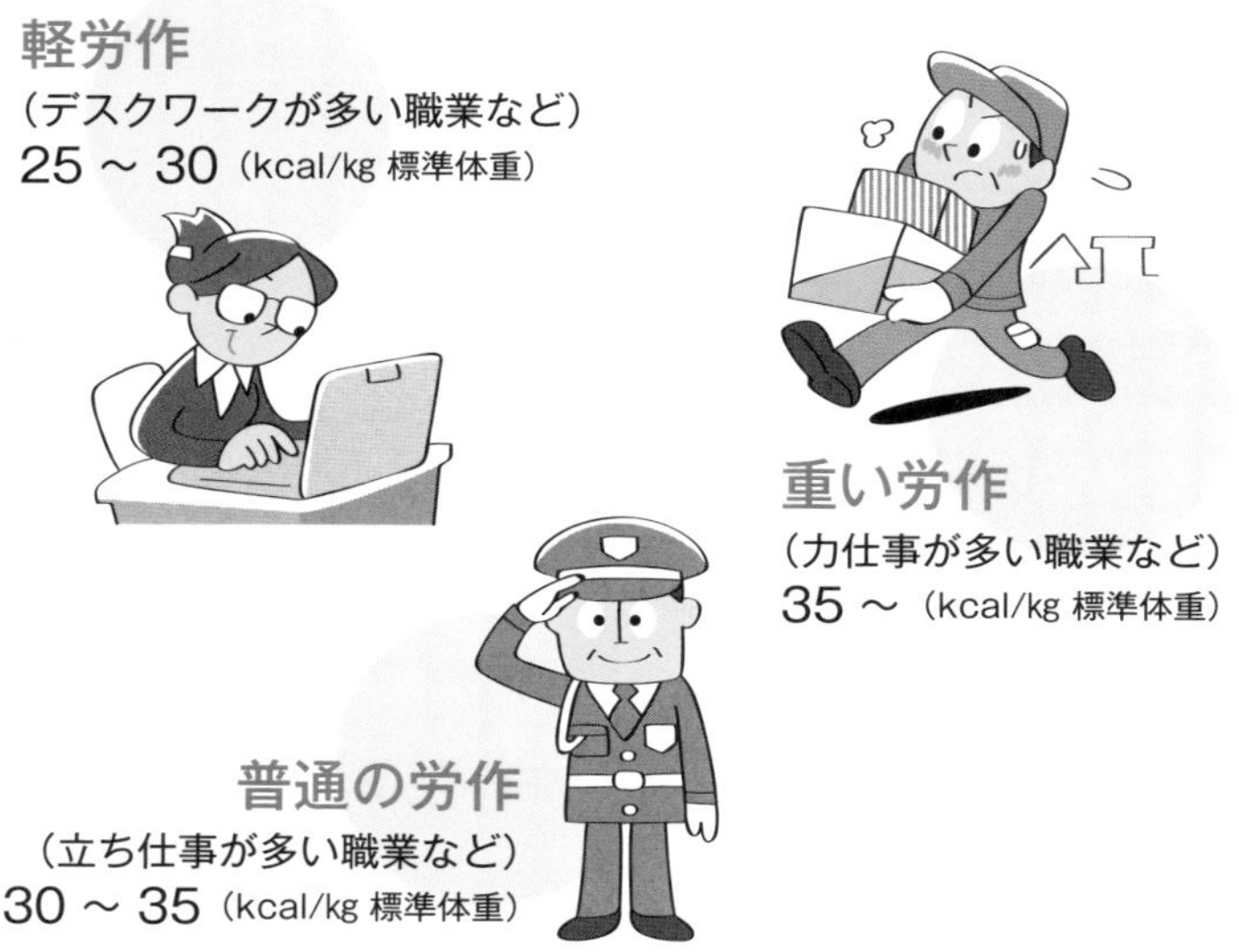
軽労作
(デスクワークが多い職業など)
25 ~ 30 (kcal/kg 標準体重)
重い労作
(力仕事が多い職業など)
35 ~ (kcal/kg 標準体重)
普通の労作
(立ち仕事が多い職業など)
30 ~ 35 (kcal/kg 標準体重)

適切なエネルギー量の目安は、年齢や性別、身体活動度から標準体重1kgあたり1日25~35kcalです(標準体重=身長m×身長m×22)。肥満の患者さんでは、標準体重1kgあたり1日20~25kcalです。摂取エネルギー量を決定した後、患者さんの体重の変化を観察しながら適正エネルギー量となっているか否かを評価しつつ、細かく調整を加えることが推奨されています。

適正体重への減量は大変難しいのです。プロボクサーのように短期間で目標とする体重まで急激に落とすことはできても、月に1~

２kgずつ減量していくことはなかなかできません。

糖尿病における身体活動量と摂取エネルギー量は、日本糖尿病学会から図５のようにされています。

脂質

冠動脈疾患や動脈硬化症を予防する観点から、腎臓病の患者さんでも健常者と同様に脂質のエネルギー摂取比率は20～25％とします。これは食事すべてのエネルギー摂取のうち、脂質で摂る割合が20～25％ということです。

食事療法を行っても脂質異常症が改善しない場合には、腎機能をみながらスタチン製剤やエゼチミブ、フィブラート系薬剤の服用も行われます。

塩分（食塩）

塩分の調整も腎臓病の食事療法では大きな意味をもっています。

体の中の塩分量が増えると、体内の水分量が増えます。そのため、心臓の拍出量が増え血圧が高くなり浮腫《むくみ》も伴い、腎臓への負担が増してしまいます。日本人は食文化の特色から比較的塩分摂取量が多い傾向にあります。

以前、わが故郷の北海道で摂取食塩の調査をしたことがありますが、１日平均16ｇという大変多い結果でした。わが国の平均食塩摂取量は、男性10・８ｇ／日、女性９・４ｇ／日と報告されています。一方、国際的にみると、パプアニューギニアやヤノマモインディアンなどの１日３ｇ未満の低食塩摂取国では、高血圧の患者さんはほとんどみられないと言われています。健康な人でも、塩分はもっと控える必要があると思います。

慢性腎臓病（CKD）（表4）の患者さんに推奨される食塩摂取量は、1日6g未満が基本です。ただ、これはかなり厳しい数値ですので、ステージG1～G2で高血圧や体液過剰を伴っていない患者さんは、当面の達成目標として1日あたり男性8g未満、女性7g未満に制限が緩和されています。

しかし、ステージG3～5の患者さんは、1日6g未満の食塩制限を遵守し、さらにステージG4～5の患者さんで体液過剰の徴候があるときは、1日6g未満よりも少ない食塩制限を指導されます。

カリウム

カリウムは野菜などに多く含まれるミネラル（無機質）ですが、これにも注意が必要です。カリウムは神経伝達に際して働くなど体に欠かせない役割を果たしていますが、腎臓からしか排泄されません。腎臓病が進んで腎機能が低下すると尿への排泄が低下し、体の中にカリウムがたまりすぎることがあります。

血液中のカリウム濃度が高い高カリウム血症になってきたら、食事での摂取を制限する必要があります。血中カリウム濃度が高くなると心筋に影響をあたえ不整脈や心停止（突然死）を招くことがあるからです。

塩分摂りすぎの害を軽減するために、カリウムの摂取がよく勧められています。確かに

表４　CKDステージ（CGA）*分類

CGA＝高齢者総合的機能評価

原因疾患		尿蛋白区分		A1	A2	A3
糖尿病		尿アルブミン定量 （mg/日）		正常	微量 アルブミン尿	顕性 アルブミン尿
		尿アルブミン/Cr比 （mg/gCr）		30未満	30 ～ 299	300以上
高血圧 腎炎 多発性嚢胞腎 移植腎 不明 その他		尿蛋白定量 （mg/日）		正常	軽度 蛋白尿	高度 蛋白尿
		尿蛋白/Cr比 （mg/gCr）		0.15未満	0.15 ～ 0.49	0.50以上
GFR区分 （mL/分 /1.73㎡）	G1	正常または 高値	≧90	低	軽	中
	G2	正常または 軽度低下	60 ～ 89	低	軽	中
	G3a	軽度～中等度 低下	45 ～ 59	軽	中	高
	G3b	中等度～高度 低下	30 ～ 44	中	高	高
	G4	高度低下	15 ～ 29	高	高	高
	G5	末期腎不全	<15	高	高	高

重症度は原疾患・GFR 区分・蛋白尿区分を合わせたステージにより評価する。慢性腎臓病（CKD）の重症度は、死亡、末期腎不全、心血管死亡発症のリスクを■のステージを基準に、■、■、■の順にステージが上昇するほどリスクは上昇する。　（KDIGO CKD guideline 2012を日本人用に改変）　＊「日本腎臓学会編：CKD 診療ガイド2012」（東京医学社）より

カリウムは塩分（ナトリウム）の尿中への排泄を助け、高血圧の予防になります。しかし、腎臓病の人には、排泄のために腎臓に負担のかかるカリウムは問題となることがあります。腎臓の機能が低下してきたら、カリウムの摂取を減らす工夫が必要です。

カリウムの制限が必要なのは、CKDの重症度でステージG3bからです。たんぱく質の制限との関係もあり、個人によって勧められる値は異なりますが、基本的にステージG3bで2000㎎/日以下、G4~5は、1500㎎/日以下に抑えます。ステージG1~2ではカリウムの制限がないので、一般的なカリウム摂取と同じで良いと思います。ちなみに、一般的には男性では2500㎎/日、女性では2000㎎/日が目安となり、WHOの高血圧予防のために推奨される摂取量では、男性では3000㎎/日以上、女性では2600㎎/日以上です。

カリウムが多く含まれるのは、野菜や果物、魚や肉などのたんぱく質ですが、食事でたんぱく質を制限していれば自然にカリウムの摂取量は減ります。また、カリウムは水溶性なので、野菜は調理するときに水にさらしたり、ゆでこぼしたりすれば、カリウムが水やゆで汁の中に溶け出し、摂取量を減らすことができます。調理の工夫で、カリウム含有量を20~30%減少させられると言われています。このとき水にさらされる断面が広いほど、水中に溶け出すカリウムも多くなります。食材は、細かく刻んだり薄く切るなど、切り口が大きくなるようにしましょう。

また、緑茶の茶葉にはカリウムが多く含まれ、お茶にも溶け出します。水分補給には、緑茶よりも麦茶、白湯などを選ぶとよいでしょう。

果物では、特にバナナやメロン、キウイフルーツにカリウムが多く含まれているので注意します。生の果物の摂取を減らし、缶詰を活用するとよいでしょう。ただし、シロップにはカリウムが溶け出ていることがあるので飲まないようにします。

海藻類にもカリウムが多いので、一度に大量を食べないようにしましょう。

特別な環境で栽培することで、カリウムの含有率を下げている「低カリウム野菜」もあります。野菜の風味を生かしたまま食べられます。インターネットなどで手軽に購入できるので、活用するのもよいでしょう。

リン

リンは、骨や歯の形成に関わるミネラル（無機質）です。腎機能が低下した場合には、リンの軽減が必要です。血液中のリン濃度が高くなってきた場合にも、リンの多い食品の摂取を制限します。

リンは、ししゃもやしらす干し、丸干しなどの魚類、レバーなどの肉類、牛乳・乳製品、大豆など、たんぱく質を含む食品に多く含まれています。リン摂取量は、たんぱく質摂取量と密接な正の相関関係があるため、たんぱく質の摂取量を厳格にすればリンの摂取量も同時に制限されることになります。やはり、たんぱく質制限が基本です。

ただし食品添加物として用いられる無機リン（リン酸塩）は、有機リンよりも吸収されやすいとされているので、それを多く含む加工食品やコーラなどの過剰摂取は避けることが望ましいです。

水分

腎臓病の進行によっては、水分についても注意しなくてはなりません。

1日に必要な水分摂取量は、成人では体重1kgあたり50mLと言われています。

体重60kgの人で、1日約3000mL。そのうち、約12%が体の中で代謝により生成される水分で、約40%が食事から、残りが口から摂取する水分です。

腎機能が少し低下した状態では、尿を濃縮する能力が低下するため老廃物を排泄するには、水分摂取を多めにする必要があります。ところが、腎機能の低下がさらに進んで尿をつくる能力が低下すると、水分を排泄できなくなるので逆に水分摂取を控えなくてはなりません。この段階での水分の過剰摂取は、むくみ（浮腫）や呼吸困難、血圧上昇、さらにうっ血性心不全や肺水腫などの深刻な症状にもつながります。摂取する水分量は、前日の尿量と体重、眼瞼《がんけん》や下腿《かたい》のむくみなどをみながら調整します。また、水分摂取のコントロールのため、塩分（食塩）にも注意が必要です。

腎臓病における栄養食事指導の流れ

腎臓病おける食事療法については、これまで多くの研究が報告され１００年以上の歴史があるとされています。１８２７年イギリスのロンドンにあるGuy's Hospitalのブライト医師が腎臓病の臨床と病理についてまとめられました。これが「腎臓病学の発祥」と考えられています。それ以降、これまで多くの研究がなされてきました。それらの結果から栄養食事指導の基本は、低たんぱく食にあると考えられています。

末期腎不全に進行し尿毒症が現れた患者さんでは、低たんぱく食にすることによって血中の尿素窒素やリンの値が低下し（高窒素血症・高リン血症の改善）、代謝性アシドーシス（体内の血液が酸性に傾いた状態）や尿毒症が改善することがわかっています。また、軽度から中等度までの腎機能低下の患者さんでは、低たんぱく食に替えることによって糸球体過剰濾過（あるいは、糸球体高血圧）が改善し、蛋白尿が低下すると考えられています。この考え方は、１９８２年にアメリカのブレンナー医師が提唱され現在でも信じられています。したがって、低たんぱく食を中心とした食事療法は透析療法への進展を遅らせる効果があると考えられます。しかし、どのくらいのたんぱく質量が腎臓病の進行を抑えるのかとか、どのステージからどのくらい続ければ良いのかなどについては、さらなる研究が必要と思われます。

一方、超高齢社会（65歳以上の人口が総人口に占める割合である高齢化率が21%以上）のわが国では、高齢者への食事管理が大変重要です。加齢とともに運動量が落ち食欲も低下する患者さんが多くみられます。そのため、サルコペニアとか、フレイルといった筋肉量の低下や虚弱、脆弱、老衰の方が多くみられるようになりました。

サルコペニアとはギリシャ語で筋肉を意味するsarxと喪失を意味するpeniaを組み合わせた言葉で、加齢に伴って生じる骨格筋量と骨格筋力の低下を意味します。フレイルは、英語のFrailtyが語源で加齢により心身が老い衰えた状態ですが、早期に治療すれば元に戻ると考えられています。

サルコペニアやフレイルの状態では、あまり厳しい低たんぱく食は逆効果であり、患者さんにあった食事内容に変更し運動サポートを進めていくことが大切だと思います。特に、透析療法中の患者さんでは、たんぱく質量：0.9～1.2g／kg標準体重／日に保つ食事と運動、会話・笑い・社会とのつながりなどがとても大切になってきます。

腎臓病の病態と食事療法の基本

腎臓病でみられる主な病態と食事療法により改善する所見について以下にまとめます。

糸球体過剰濾過

糸球体には輸入細動脈から血液が入って濾過が行われ、その後血液は輸出細動脈を通って糸球体の外に出ていきます。これが、過剰に行われる状態が「糸球体過剰濾過」です。

全身血圧（いつも測っている血圧）の上昇と輸入・輸出細動脈の収縮・拡張の異常が糸球体の過剰濾過にかかわってきます。糸球体過剰濾過を引き起こすのは、糖尿病や肥満（メタボリック症候群）、高血圧などで、アルブミン（蛋白）尿が現れます。

アルブミン尿は、糸球体が障害されたことによる結果ですが、糸球体で濾過された原尿のなかには蛋白とともに糸球体よりも下流の尿細管を刺激し障害を与える成分が含まれているため、蛋白尿は尿細管障害の原因にもなるのです。

そのため、食塩摂取制限（3g／日以上6g／日未満）とたんぱく制限（0.6～0.8

g／kg標準体重／日）を行います。その効果として、降圧と尿蛋白量の減少、透析療法導入の延長が得られます。

細胞外液量の増大

細胞外液とは、細胞の外に存在する体液（血漿《しょう》と間質液）の総称です。食塩摂取制限（3g／日以上6g／日未満）をすると細胞外液量が低下して、浮腫（むくみ）の軽減が期待されます。

高血圧

高血圧は腎障害を引き起こし、反対に腎臓病は高血圧を発症します。つまり、高血圧と腎臓病とは深くかかわっているのです。

食塩摂取制限（3g／日以上6g／日未満）をすると、血圧を低下（降圧）させ尿蛋白を軽減して腎障害の進展を遅延させます。

高窒素血症

たんぱく質は体内でアミノ酸に加水分解され、さらに酸化などの反応により脱アミノ化されてアンモニアが産生されます。アンモニアは尿素回路（クレブス回路ともいう）によって尿素に変換され尿中に排泄されます。しかし、腎機能が低下すると尿毒素の一つである窒素が血中に増加し、高窒素血症（尿毒症）を引き起こします。

窒素はたんぱく質の最終代謝産物なので、たんぱく制限（0・6～0・8g／kg標準体重／日）を行います。その結果、血清尿素窒素（SUN）の低下と高窒素血症による尿毒症症状の抑制が認められます。

高カリウム血症

腎機能が低下し血中のカリウムが高くなる（高カリウム血症）と、不整脈や心停止などの重篤な症状が現れます。果物や新鮮な野菜の摂取を制限することで、血清カリウムの値を低下させます。

表５　腎臓病にかかわる病態を改善する食事のポイント

病態	食事における制限
糸球体過剰濾過	食塩の摂取量を１日あたり、3g ／日以上、6g 未満に たんぱく質の摂取量を１日あたり、標準体重１kg に対して 0.6 ～ 0.8g に
細胞外液量の増大	食塩の摂取量を１日あたり、3g ／日以上、6g 未満に
高血圧	食塩の摂取量を１日あたり、3g ／日以上、6g 未満に
高窒素血症	たんぱく質の摂取量を１日あたり、標準体重 1kg に対して 0.6 ～ 0.8g に
高カリウム血症	果物や新鮮野菜・生野菜は控えめに。野菜は茹でるなどの工夫を。

column

サプリメントの扱い方

～自己判断せずに、主治医に相談を～

食事制限があるなかで、手軽に特定の栄養を補給できるサプリメントを使いたいと考えることがあるかもしれません。テレビで見かける有名人や身近な人が「これを飲んで体の調子がよくなった」「○○に効いた」と語ると、説得力があるものです。

サプリメントは、形状こそ薬と似ていますが「食品」として分類されるものです。ただ、「食品だから安全」「天然由来成分だから安心」というものではありません。

まず難しいのが、服用している薬や食事療法との兼ね合いです。食品ならばごく微量が含まれているビタミンやミネラルなどの栄養素が、錠剤やカプセル、粉末、顆粒のサプリメントでは、かんたんに多量に摂取できます。たとえ腎臓とはまったく別の部位によいとされるサプリメントであっても、食事療法で控えている成分が含まれていたり、組み合わせが悪くてバランスを崩してしまう危険性があります。

また、サプリメントで摂取された成分のうち過剰な分は排泄されますが、そのときに腎臓が働きます。腎臓病患者さんの腎臓は、すでに健康な人とは違った状態にあります。腎臓に負担がかかって腎臓病が悪化したり、成分が適切に排泄できずに蓄積され、別の不調を引き起こすおそれもあるのです。

心に留めておきたいのが、他の誰かにとってよいサプリメントが自分にもよいとは限らないということです。同じ腎臓病患者さんでも、薬物治療や食事療法が一人ひとり違うのと同じです。

薬でないからと自己判断で摂取するのはよくありません。使いたいサプリメントがあるときは、必ず主治医に相談してからにしましょう。

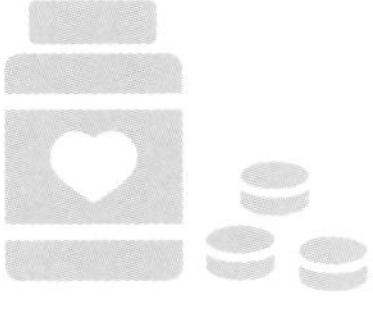

第2章

腎臓病の人の食事で注意すること

腎機能の低下を防ぐためには、食事療法が不可欠です。そのために知っておきたいエネルギー量や塩分、たんぱく質など注意しなければならない栄養素、何をどれだけ食べられるのかなど、具体例とともに説明します。

食事の基本となる適正エネルギー量とは？

体を維持・活動するために必要なもの

腎臓病の患者さんは、摂取するたんぱく質の量とエネルギー量などについて、医師や管理栄養士から指示されます。献立を組む際には、それを守るために食品を組み合わせていく必要があります。ただし、食べるものの栄養のバランスを取ることは、健康な人にとってと同様に腎臓病の患者さんにとっても重要です。

なぜでしょうか？

人は、毎日の食事によりさまざまな食品を食べて生きています。食品から摂った成分の使い道は主に2つ。活動するためのエネルギーと身体を維持するためです。

1つめの活動するためのエネルギーというのは、わかりやすいですね。人が何か活動するためには、必ずエネルギーが使われています。

例えば、今この本を読むためのページをめくる動作でも、筋肉が動くためにエネルギーが使われています。さらに、文の意味を理解するための脳の働き、読んでいる間の呼吸、意識せずに行われている消化活動など、全身

食事は日々の活動の源

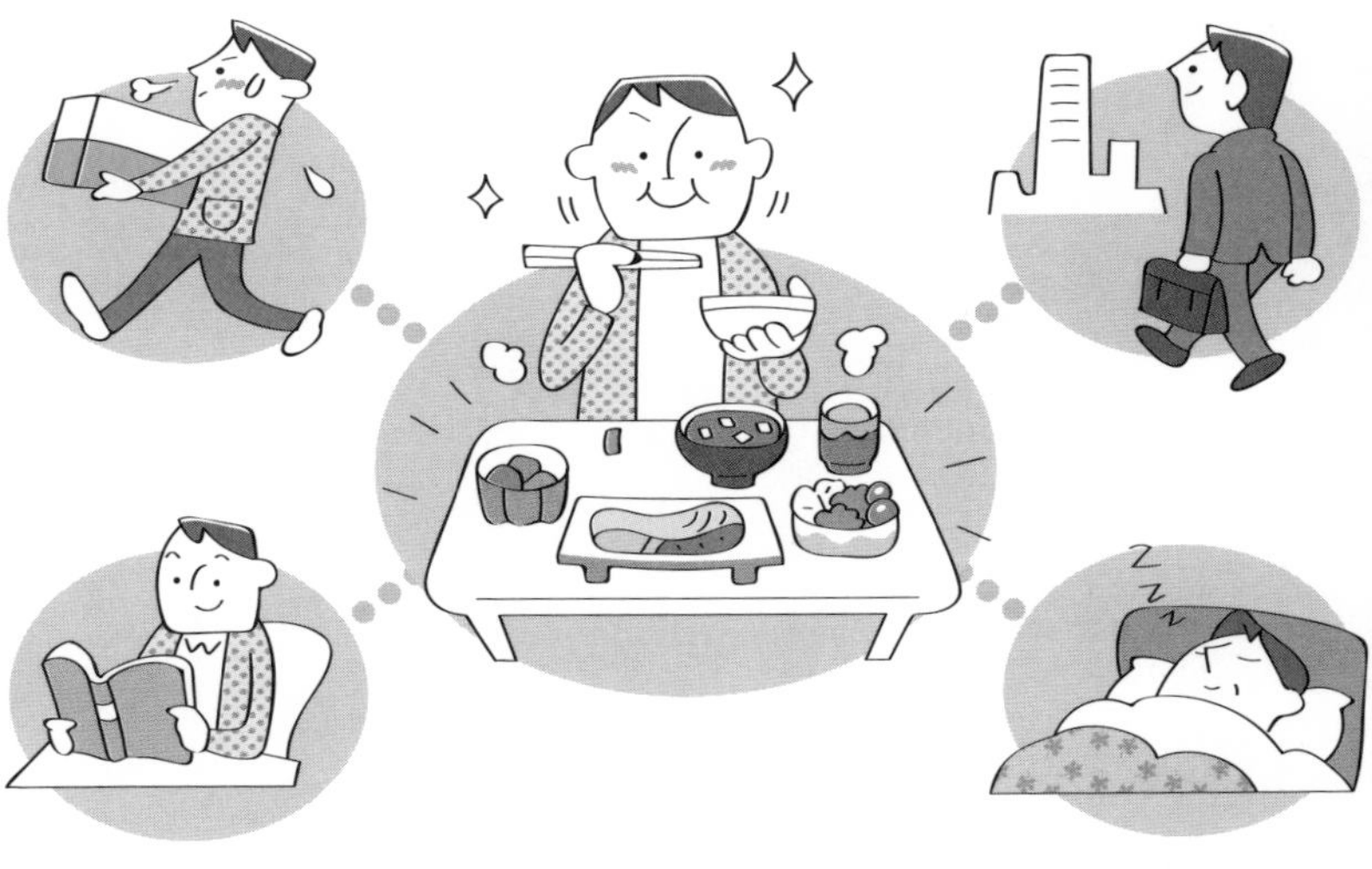

のありとあらゆる器官、細胞1つ1つが活動するためには、エネルギーが必要なのです。

だからこそ、人は定期的に食事をして、エネルギー源を補給する必要があるわけです。

食物に含まれるエネルギー源となる栄養素は3つ。たんぱく質、脂質、炭水化物（糖質）で、これらを3大栄養素と呼びます。

適切なエネルギー量は、活動量や性別、年齢などによって差が生じますが、標準体重あたり1日25～35kcal／kgとされています。

では、人はどれくらいの量を食べる必要があるのでしょうか。

それは、一人ひとりの体格や年齢、性別、活動量によって異なります。

まず、人はじっとしていてもエネルギーを

消費しているものです。それは、呼吸することから、体温を維持したり、血液を循環させるためにエネルギーが使われているからです。また〝体をつくる〟働きにも、エネルギーが使われています。

これらを総じて「基礎代謝エネルギー」と言います。

また、仕事や家事、運動など人として活動する1つ1つにエネルギーが使われます。これが活動のためのエネルギーです。

さらに、「特異動的作用によるエネルギー」があります。聞きなれない言葉ですが、これは食べ物を消化・吸収するなどの働きにともなって消費されるエネルギーのこと。簡単に言えば、食事をするとそれを消化するためにも体が働き、エネルギーを使うということです。これには、摂取エネルギーの約10％程度が使われているとされています。

これらが、毎日の生活のなかで消費されるエネルギーです。食事を考えるときは、この「消費エネルギー」と、食べ物から摂る「摂取エネルギー」のバランスが取れていることを考慮しなくてはなりません。

消費エネルギーより摂取エネルギーが多い場合、その分は脂肪として体に溜め込まれていきます。

ここで重要なのは、摂取エネルギー量が減ってしまうと身体を維持したり、活動するために必要なエネルギーが不足してしまうということです。

腎臓病では、腎臓の機能を維持するためにたんぱく質や塩分、カリウムなどの制限が必要となってきます。シンプルに食べる量を減らせば、これらの摂取量を抑えるのは簡単です。しかし、そうできないのは、人が生きていくためには必ずある程度のエネルギーを必要とするからです。

　これが不足してしまうと、体は蓄えられている脂肪やたんぱく質を分解して必要なエネルギーを確保します。つまり、自分の肉を食べて活動していることになるわけです。これが、腎臓病の人にとって大問題となります。

　まず、筋肉量が減ってしまいます。次第に体力が失われていく原因となります。

　さらに、筋肉に含まれるたんぱく質が分解

● エネルギーのバランスは

・エネルギーがどちらかに偏ると…。

摂取エネルギー ＞ 消費エネルギー ➡ 体重の増加

摂取エネルギー ＜ 消費エネルギー ➡ 体重の減少

・健康維持をするには…。

摂取エネルギー ＝ 消費エネルギー ➡ 体重の維持

されるときには、食べものから摂取したたんぱく質を分解したときと同じように、老廃物（窒素代謝物）が発生します。

エネルギーが不足すれば、身体を維持できず、腎臓への負担も増してしまうというわけです。腎臓病の人の食事では、摂取エネルギーが不足しないように注意しなければなりません。

では、摂取エネルギーが高くなり過ぎるのはどうでしょうか。

摂取エネルギーが消費エネルギーより多い状態が続くと、体に脂肪として蓄えられ、つまり肥満となります。これは高血圧や高血糖、脂質異常症などにつながり、腎臓病を加速させてしまうおそれがあります。やはり、適切なエネルギー量を摂取する必要があるのです。

繰り返しになりますが、体内でエネルギーとなるのは、炭水化物（糖質）、脂質、たんぱく質です。たんぱく質を指示どおりに抑えたうえで、炭水化物（糖質）や脂質でエネルギー量を確保することが必要なのです。

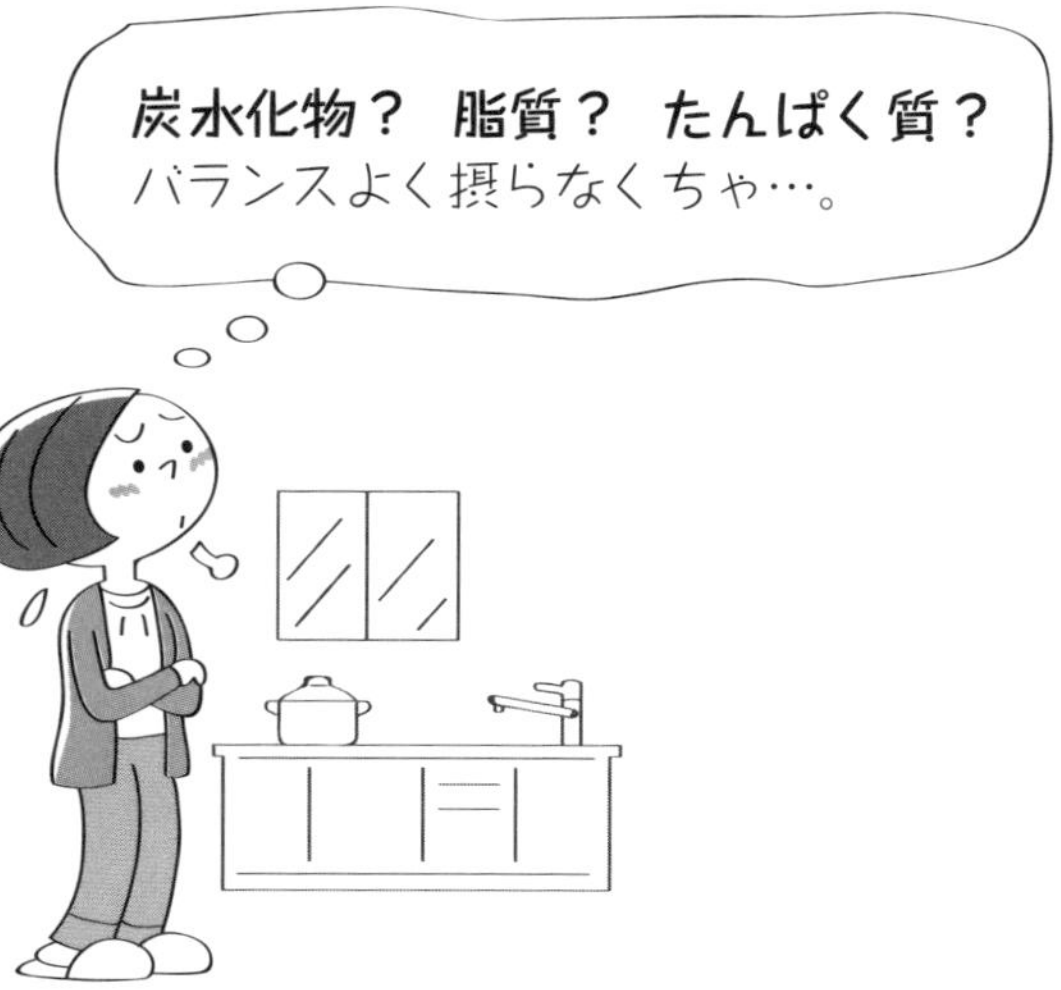
炭水化物？　脂質？　たんぱく質？
バランスよく摂らなくちゃ…。

なにを、どれだけ食べるべきか？

なぜ、食事で栄養バランスを取る必要があるのか

もう少し栄養バランスについて考えましょう。

食べることのもう一つの意味は、身体を維持することにあります。成長期の子どもはもちろん、人の体は常に少しずつ新しくつくり変えられています。このための材料となるのが、食べたものから摂る栄養素です。

注意したいのが、食べたものがそのまま体に使われるわけではないということです。

例えば、人は肉を食べますが、肉がそのまま筋肉になるわけではありません。食べたものは、胃や腸などの消化管で分解されたあとに吸収され、それが体の各部位に届けられて使われます。

肉ならば、たんぱく質がアミノ酸に分解されて吸収されたのち、筋肉や血液の成分など、様々なものにつくり変えられるのです。

そして、食べたものは体を新しくつくり変えるための材料となりますが、あればなんでもいいわけではありません。

例えば、1章でも触れたアミノ酸スコアとは、たんぱく質に含まれるアミノ酸のバランスのことです。アミノ酸から筋肉などをつくるためには、一定のバランスのアミノ酸が必要です。特に、体内でつくることができず、必ず食べものから摂取する必要がある9種のアミノ酸が、必須アミノ酸です。このバランスが理想に近いのが、アミノ酸スコアの高いたんぱく質ということです。

極端な話をすれば、たんぱく質を含む食品を摂っていても、アミノ酸スコアの低い1種類の食品からばかり選んでいた場合、体内で十分有効に利用できないということです。

また、体のなかではさまざまな細胞や酵素が働いています。これらの活動がうまくいくよう調節するために使われるのが各種のビタミン・ミネラル類です。こちらも、たくさんあればいいというわけではなく、それぞれ必要とされる量があります。

体を活動できる状態に維持するためには、栄養バランスのよい食事を摂る必要があるというのは、このためなのです。

腎臓病の患者さんは、摂取するたんぱく質の量とエネルギー量などについて指示があることを述べましたが、同じ人でも病気の進行によって制限が変わります。ステージが進むと、たんぱく質や塩分の量をより抑えなければならず、カリウムやリンの制限も行う必要が出てきます。

ステージ別1日の摂取目安

ステージ G1 ～ G2

GFR60 ～ 90	
たんぱく質	過剰な摂取をしないことを心がける
エネルギー	1日25～35kcal／標準体重1kgあたり
塩分	1日男性8.0g以下、女性7.0g以下

※糖尿病性腎臓病（腎症）の場合

たんぱく質	1日1.0～1.2g／標準体重1kgあたり

このステージの人は腎臓に障害は認められていても、働きが軽度の低下にとどまっている状態です。食事は、腎臓に負担となることを避けつつバランス良く摂ることがポイントです。たんぱく質に制限はありませんが、過剰摂取は腎臓の負担となるので、食べ過ぎとならないように気をつけましょう。

この段階での食事の制限は、一般的な人への目安と同じ。基本的に何でも食べてよいことになります。ただし、食べ過ぎや塩分過多になるのはいけません。薄味でバランスの良い食事を心がけることが必要です。

糖尿病や脂質異常症、肥満などある場合は、その対策も必要ですが、肉類に偏ったダイエットなどは禁物です。

ステージ G3a

GFR45 ~ 59	
たんぱく質	1 日 0.8 ~ 1.0g ／標準体重 1kgあたり
エネルギー	1 日 25 ~ 35kcal ／標準体重 1kgあたり
塩分	1 日男性 8.0g 以下、女性 7.0g 以下

※糖尿病性腎臓病（腎症）の場合

たんぱく質	1 日 0.8 ~ 1.0g ／標準体重 1kgあたり

ステージ G3b

GFR30 ~ 44	
たんぱく質	1 日 0.6 ~ 0.8g ／標準体重 1kgあたり
エネルギー	1 日 25 ~ 35kcal ／標準体重 1kgあたり
塩分	1 日 6.0g 以下
カリウム	1 日 2000mg 以下

※糖尿病性腎臓病（腎症）の場合

たんぱく質	1 日 0.8 ~ 1.0g ／標準体重 1kgあたり

このステージの人は腎臓の働きが落ちてきている状態です。たんぱく質を制限しはじめなくてはならず、ステージが進めば厳しくなっていきます。

薬の種類が増えたり、疲れやすさやむくみなど体調の変化も現れるので、食事による楽しみを失うことがないよう、上手に献立を立てていきましょう。

ステージG4

GFR15 ～ 29	
たんぱく質	1 日 0.8 ～ 1.0g ／標準体重 1kgあたり
エネルギー	1 日 25 ～ 35kcal ／標準体重 1kgあたり
塩分	1 日 6.0g 未満
カリウム	1 日 1500mg 以下

※糖尿病性腎臓病（腎症）の場合

たんぱく質	1 日 0.6 ～ 0.8g ／標準体重 1kgあたり

このステージの人は腎臓の働きに高度の低下がある状態です。たんぱく質の制限が厳しくなるため、十分なエネルギーの摂取が難しくなることもあります。治療用特殊食品などを上手に活用して、腎臓への負担を減らしていきましょう。むくみが出ることも多く、水分やカリウムの摂取に制限が必要なケースも増えてきます。また、水分摂取を増やさないためにも、塩分をなるべく控えて喉の渇きを抑えます。

病気の進行につれて食事の制限も多くなる

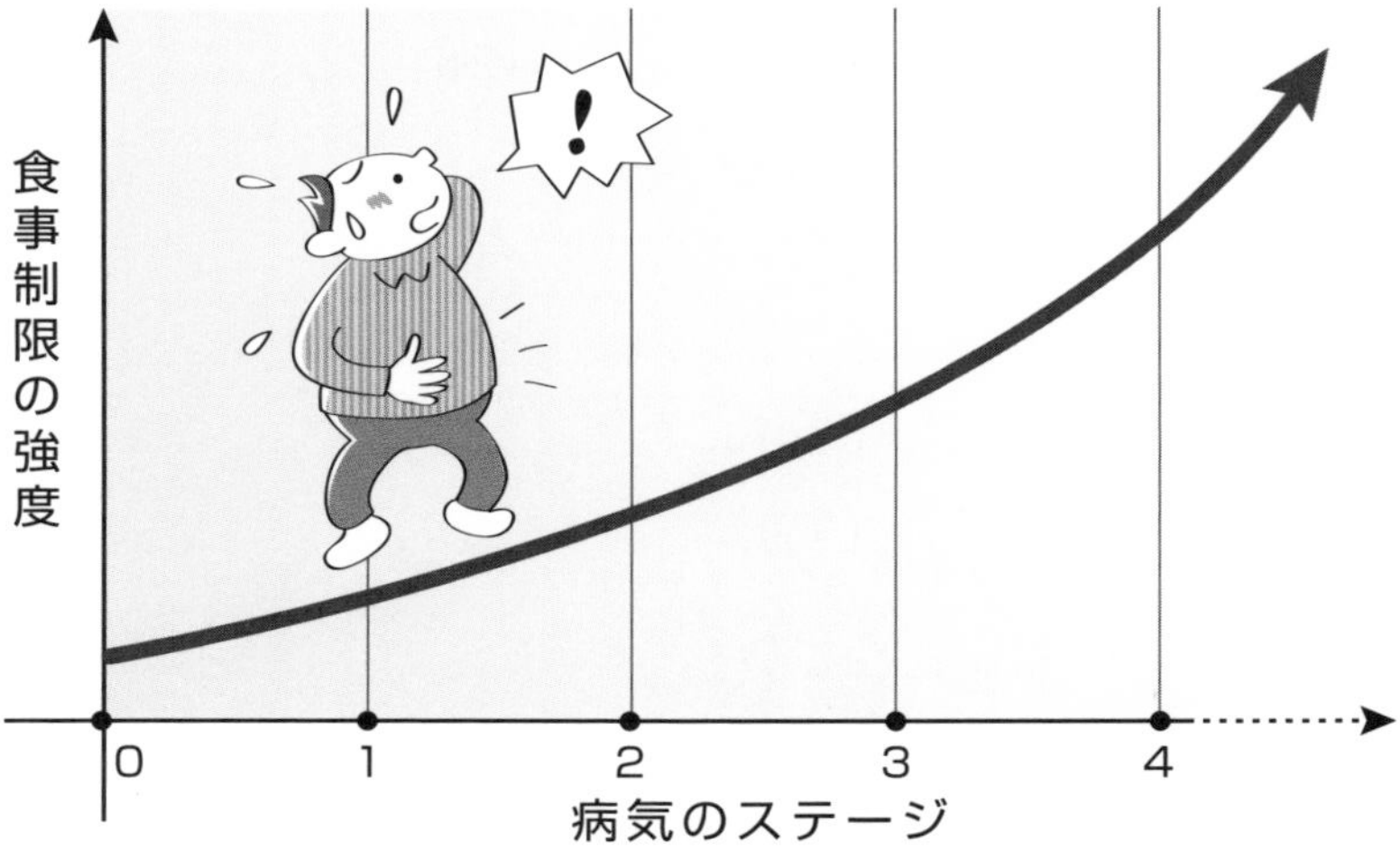

ステージ G5

GFR < 15	
たんぱく質	1日0.6～0.8g/標準体重1kgあたり
エネルギー	1日25～35kcal/標準体重1kgあたり
塩分	1日6.0g未満
カリウム	1日1500mg以下
水分	できるだけ少なく

※透析を受けることで、食事制限が楽になることもあります。

このステージの人はほとんど腎臓が働いていない状態であり、人工透析の必要がでてきます。人工透析の種類などによっても制限する内容が変わってきますが、たんぱく質やカリウムなどを控えなくてはならないことに変わりはありません。しかし、エネルギーは不足なく摂取する必要があるので、注意が必要です。

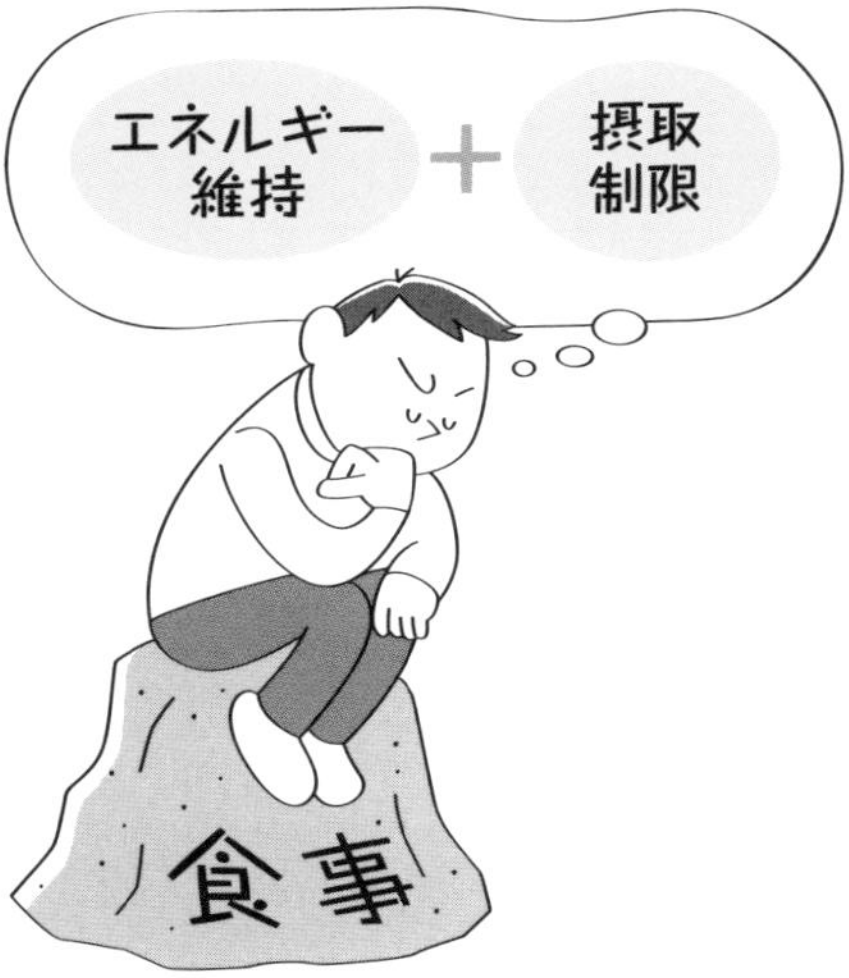

食事の献立を考えるには

腎臓病の患者さんの食事の献立をつくるときには、まず食品がたんぱく質を含むものか、含むならどれぐらいかを考える必要があります。

肉や魚、豆腐、乳製品などは、当然たんぱく質を含むものになります。炭水化物のイメージが強いご飯やパンにも、少なくないたんぱく質が含まれています。また、比較的少量ですが野菜や果物、いも類にも含まれているので、これらも考えながら使う必要があります。

ただ、すべての食品に含まれるたんぱく質の量を計算しながら献立をつくるのは大変です。そこで、腎臓病の治療食では「単位」という基準が用いられています。１単位は、たんぱく質3g相当を含む量になります。

ご飯なら小さなお茶わん１杯分（１２０g）、食パンならば６枚切りのパン１／２枚分（30g）、鶏むね肉なら15g、ハムで１・５枚（20g）、とうふが小１／３丁（45g）、牛乳１／２カップ弱（90g）というように、食品ごとに目安が示されています。

例えば、医師に20単位という指示を受けたなら、20単位分の食品を選べば、たんぱく質が適量となります。これを朝昼晩にふりわけて使うことになります。選び方などについては、後で詳しく取り上げます。

主な食品の 1 単位※の量

魚	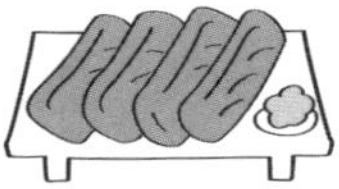 まぐろ（赤身）10g	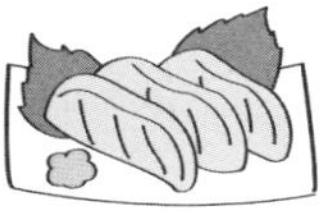 まぐろ（脂身）15g	 あじ 15g	 たら 15g
	 するめいか 15g	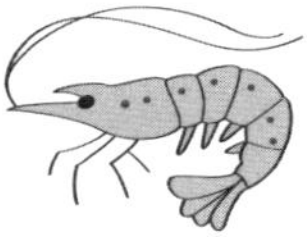 しばえび 15g	 ぎんだら 20g	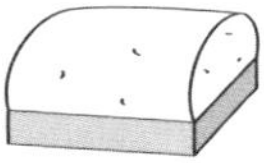 かまぼこ 25g
肉	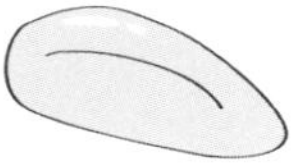 鶏むね肉 15g	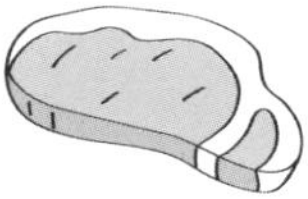 豚肉肩 15g	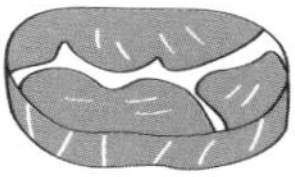 牛肉肩 20g	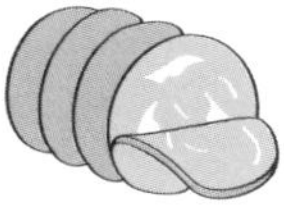 ハム 1.5 枚（20g）
大豆製品	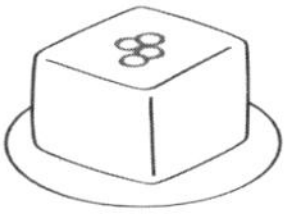 とうふ（45g）小 1/3 丁	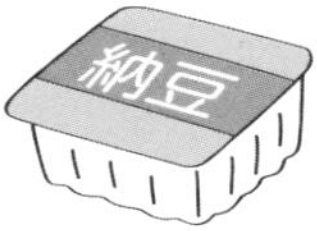 納豆（20g）小 1/2 パック	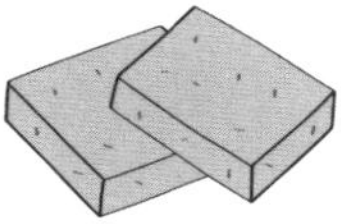 凍りとうふ（5g）中 1/3 枚	
卵	 卵 1/2 個（25g）			

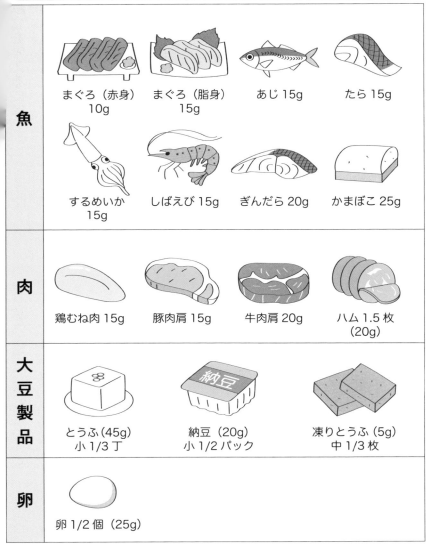

※「1 単位」とは、たんぱく質 3g を 1 単位と表す。上記の表の数値は、各食品がたんぱく質 3g を含んだ量。

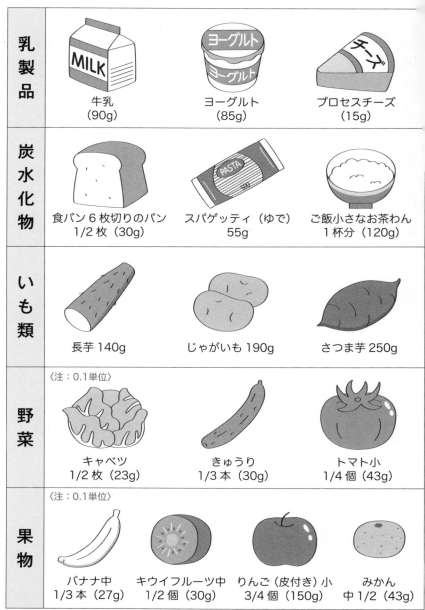

乳製品	 牛乳 (90g)	 ヨーグルト (85g)	 プロセスチーズ (15g)	
炭水化物	 食パン６枚切りのパン 1/2 枚（30g）	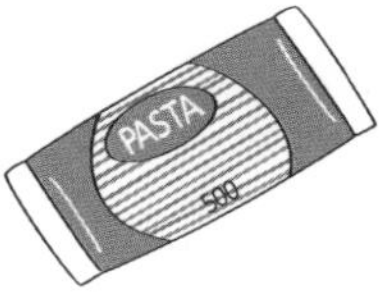 スパゲッティ（ゆで） 55g	 ご飯小さなお茶わん １杯分（120g）	
いも類	 長芋 140g	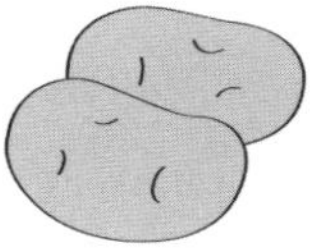 じゃがいも 190g	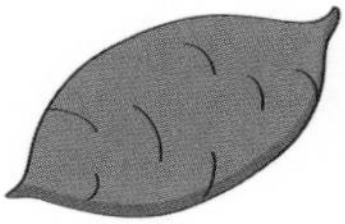 さつま芋 250g	
野菜	〈注：0.1単位〉 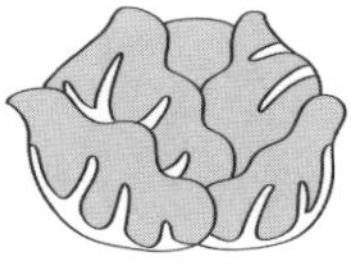 キャベツ 1/2 枚（23g）	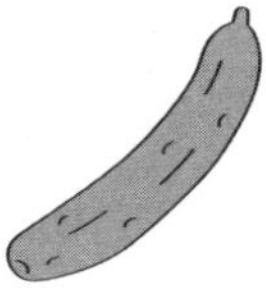 きゅうり 1/3 本（30g）	 トマト小 1/4 個（43g）	
果物	〈注：0.1単位〉  バナナ中 1/3 本（27g）	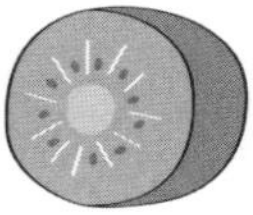 キウイフルーツ中 1/2 個（30g）	 りんご（皮付き）小 3/4 個（150g）	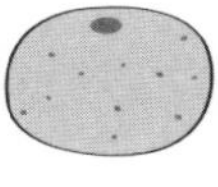 みかん 中 1/2（43g）

※表の野菜と果物は 0.1 単位を示す。各々、10 倍で１単位を満たすことになる。

摂取制限を必要としない栄養素と主な食品

エネルギーの確保が、食事を豊かにできる

前述したように、腎臓病の患者さんの食事ではエネルギーを十分に確保することも大切です。

まず、摂取に制限がない栄養素は炭水化物(糖質)と脂質です。たんぱく質の摂取量を抑える分、炭水化物と脂質でエネルギーを補います。

ただし、炭水化物や脂質を含む食品ならば、自由に選んでよいというわけではありません。

例えば、脂質を多く含むのは、肉や魚などたんぱく源でもある食品が多いです。

炭水化物を多く含むのは、米からできているご飯やもち、上新粉、パン、うどん、ナンなどの小麦粉でできているものです。例にあげた食品を見てわかるように、これらは主食となるもので、一般的にエネルギー源としてよく食べられています。

しかし、主な栄養素が炭水化物ではあっても、多少のたんぱく質を含んでいます。腎臓病の患者さんにとって無視できる量ではありません。

また、パンやうどんなどには塩が使われているので、ステージが進んで塩分の摂取制限が必要となったときは、注意が必要です。

果物やいも類は、炭水化物が多く、あまりたんぱく質を含まないため、使いやすい食品です。ビタミン・ミネラル類が豊富なのも大切です。

ただし、カリウムが多いため、注意が必要です。ステージが進んで制限が必要となったら、調理や食べ方を工夫して摂取量を減らす必要があります。

野菜は、ビタミン・ミネラル類、食物繊維など体の調子を整えるのに役立つ栄養素を多く含む食品です。たんぱく質を比較的多く含むものと、たんぱく質が少なめのものがあるので、上手に組み合わせて使う必要があります。

また、水分を多く含むため、ステージが進むと摂取量に注意が必要なものもあります。ほかに、カリウムを多く含むので、制限が必要となったら茹でこぼすなど、調理で工夫するといいでしょう。

ピーナッツやくるみ、ゴマなどの種実類は、脂質が多くたんぱく質をあまり含まない食品です。植物油やバター、マヨネーズなどはたんぱく質を含まないので、調理に活用するとエネルギーを増やすことができます。

ほかに、たんぱく質をほとんど含まずエネルギー源となる食品もあります。

砂糖やジャム、ジュース、はるさめやくず

きりのようなでんぷん製品です。あめやラムネ、寒天ゼリーなどの甘味も利用できます。

　ステージが進んで、たんぱく質の制限が厳しくなると、こういったものを利用してエネルギー不足を補うことが多くなります。

　さらに、たんぱく質もエネルギーも含まない食品もあります。きのこや海藻、こんにゃくです。これらは、エネルギーにはなりませんが、ビタミン・ミネラル類は含みます。また、料理に加えることで、食事を豊かにすることができます。

　制限のある腎臓病の患者さんの食事ですが、あまり制限のない食品を上手に活用することで、栄養バランスよく豊かにすることができます。

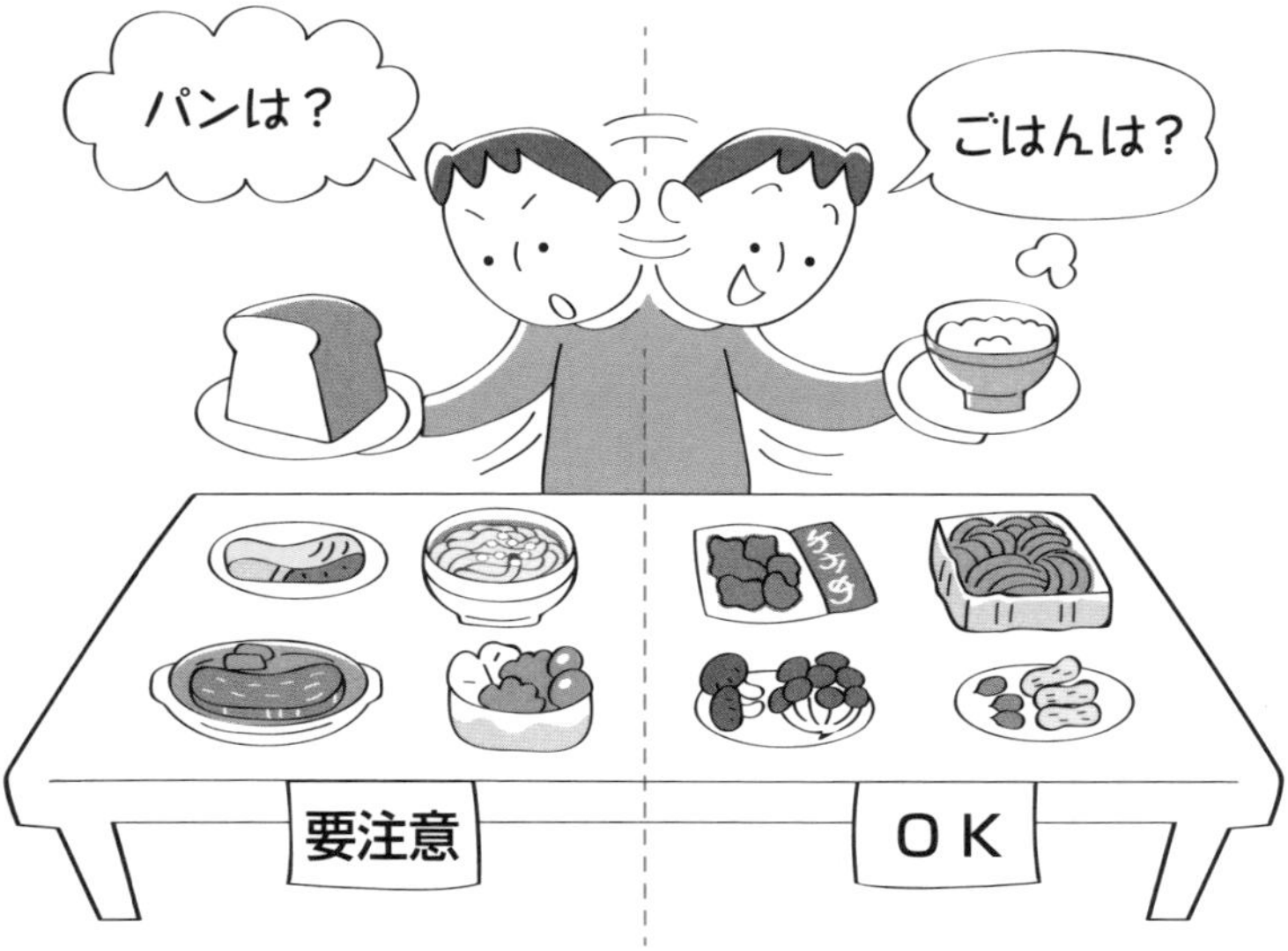

腎臓病患者は亜鉛不足を起こしやすい

亜鉛不足がさらなる栄養不足を招くことも

腎臓病患者さんの食事では、さまざまな栄養素の不足にも気をつけなければなりません。そのうちの1つが、亜鉛です。

しかし、〝亜鉛が不足する〟と言われてもピンとこない人も多いのではないでしょうか。

亜鉛の多い食品は、魚介類ではカキ、タラバガニ、アサリ。肉類ならば豚レバー、牛ロース肉、牛もも肉。そのほか油揚げや納豆などの大豆製品です。

亜鉛とは、体のなかに存在するミネラルの1つ。体内に存在する量は少量ですが、体のさまざまな機能の維持や調整に欠かせません。亜鉛は体内には、約２gとごく微量です。しかし、代謝を活性化させる酵素の働きを促す補酵素の材料となります。

実は、日本人は先進国のなかでも亜鉛不足が指摘されています。特に病気のない人のなかにも、亜鉛の摂取基準を満たさない人が多いのです。

腎臓病患者さんの場合は、さらに亜鉛が不足する人が多くなります。理由としては、亜鉛が豊富な食品はたんぱく質を多く含むものが多いことにあります。腎臓病患者さんは、たんぱく質を控える食生活をしなければならないため、自然と亜鉛の摂取量も減ってしまいがちなのです。

亜鉛が不足すると、さまざまな不調を感じるようになります。

比較的わかりやすいのが、味覚障害です。人は食物の味を舌にある味蕾《みらい》という細胞で感じ取っています。ところが、亜鉛が不足すると味蕾がうまく作られなくなるため、味を感じられなくなるのです。

味覚障害があると食べ物をおいしく感じられなくなるため、食欲不振となり、さらに栄養が足りなくなるのが問題です。さらに深刻なのが、塩味に鈍感になるため、より塩味の濃いものを摂取してしまうことです。塩分の摂取は腎臓病にとって大敵なのに、コントロールがいっそう難しくなってしまうわけです。

また、細胞が新たにつくられるのがうまくいかなくなるため、肌荒れや爪の変形、脱毛、貧血などにもつながります。免疫機能が低下して、感染症にかかりやすくなってしまうのも問題です。

腎臓病とマグネシウム

ミネラルバランスを保つ役割

もう1つ、腎臓病患者さんが摂取に気をつけたいミネラルが、マグネシウムです。

ナトリウムや亜鉛と比べると、普段あまり意識することのないミネラルかもしれません。しかし、マグネシウムは身体のなかでとても重要な役割を果たしています。

その1つとしてあげられるのが、骨の構成成分であることです。人体には約20～30ｇのマグネシウムが含まれていますが、そのうち約60～65％がリン酸マグネシウムや炭酸水素マグネシウムのかたちで骨や歯に含まれています。

骨の構成成分というとまず思い浮かぶのは、カルシウムでしょうか。

カルシウムは人体に最も多く含まれるミネラルで約１kgありますが、その99％が骨や歯を構成するのに使われています。それに対してマグネシウムは、構成成分としての量はごくわずかです。しかし、カルシウムと結びつくことで骨を丈夫にするのに役立っています。

人体に含まれるマグネシウムの残りの約

40％は、たんぱく質と結びつく形で筋肉や肝臓、血液などに存在しています。

実は、マグネシウムはすべての細胞に含まれています。マグネシウムはエネルギーを産生する助けとなるなど、重要な働きをする酵素300種類以上を活性化することに関わっているからです。

マグネシウムの働きのなかで、とくに腎臓病患者さんに影響が大きいのが、ミネラルのバランスをとる働きです。例えば、マグネシウムは、カルシウムと拮抗するように働いています。カルシウムは筋肉を収縮させるなど細胞中に必要なミネラルですが、過剰になるとよくありません。マグネシウムがあることで、カルシウムとのバランスが正常に保たれているのです。

しかし、マグネシウムの不足が慢性的になった場合、不整脈など循環器系の障害を起こすことがあり、虚血性心疾患につながることもあります。

マグネシウムが多い食品は、大豆、納豆や油揚げなどの大豆製品。アーモンド、カシューナッツのようなナッツ類。ひじき、わかめ、あおのり、干しエビ、しらす干し、あさり、金目鯛などです。玄米のような未精製の穀類にも多く含まれているので、食事の工夫で摂取量を増やすことができます。

マグネシウムを通常の食事で摂りすぎるということはほぼ考えられませんが、サプリメントやにがりなどで補充する場合には注意が必要です。過剰摂取から、下痢などを起こすこともあります。

マグネシウムの働き

- カルシウムと結びつくことで骨を丈夫にする
- エネルギーを産生する助けとなり、300 種類以上の酵素を活性化させる
- 体の中のミネラルのバランスをとる

マグネシウムが多い食品

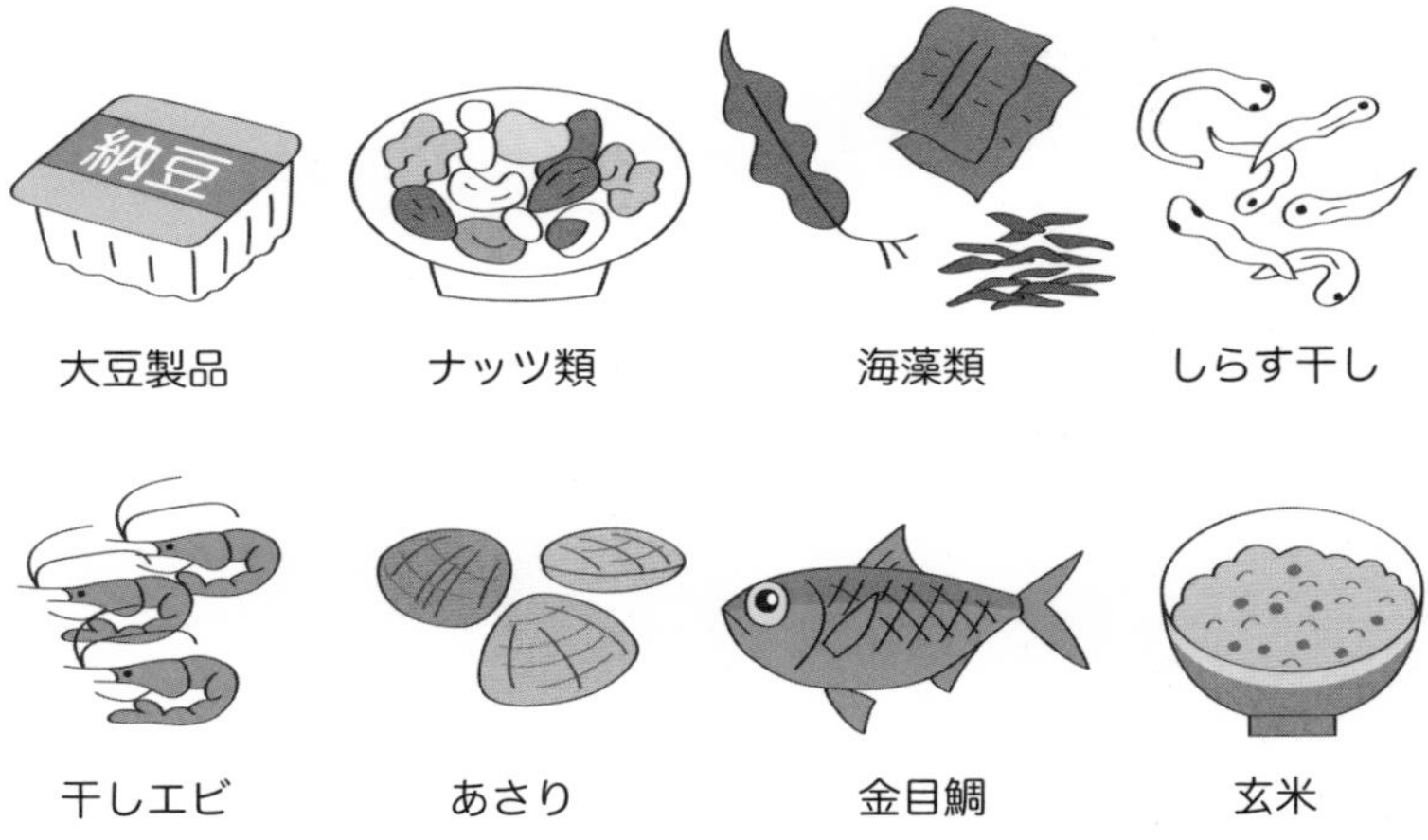
納豆
大豆製品
ナッツ類
海藻類
しらす干し
干しエビ
あさり
金目鯛
玄米

栄養不良を起こさず食事制限するには

栄養不良は、別の不調を招きかねない

1章で述べたように、腎臓病の患者さんにとって食事制限は、治療の柱ともいえる大切なものです。それと同時に食事とは、人が活動し身体を新たにつくっていく材料となるものを摂ることでもあります。

食事制限のためにバランスの悪い食事となり、栄養不良を起こしてしまっては、他の不調を招きかねません。

特に、高齢者への食事管理は大変重要で、腎臓病患者さんでも加齢とともに運動量が落ち、食欲も低下する方が多くみられます。結果として、サルコペニアやフレイルといった筋肉量の低下や虚弱、脆弱がみられる状態となり、老衰へとつながるおそれもあるのです。

サルコペニアやフレイルの状態では、あまり厳しい低たんぱく食は逆効果となります。それぞれ患者さんの身体の状態や活動量にあった食事内容に変更し、さらに運動サポートを進めていくことが大切になります。とくに透析療養中の患者さんでは、たんぱく質量：0.9～1.2g／kg標準体重／日に保つ食事

と運動がとても大切です。

低たんぱく食品

たんぱく質の含有量が少ない食品は、果物、いも類に多くあります。食事制限があるなかでも比較的自由に使え、食事を豊かにしてエネルギーを摂取するのに役立ちます。

また、きのこや海藻類もたんぱく質の含有量は低く、エネルギーもほぼゼロなのですが、調理で工夫することができます。例えば、油との相性がよい食材が多いので、揚げ物や炒め物にしたり、サラダのドレッシングに油を使うなどすれば、簡単にエネルギーを増やすことができます。

ただし、これらの食品はカリウムを含むので、腎臓病が進んでカリウムの摂取が制限されるようになると注意が必要です。

治療用特殊食品

食事制限中でも、食品への制限を少しでも楽にして食事を豊かにする助けとなるのが、治療用特殊食品です。治療用特殊食品は、たんぱく質やカロリーなどの含有量が調整された特殊な食品のことで、市販されています。

腎臓病が進行すると、たんぱく質や塩分、カリウムなどの制限がしだいに厳しくなってきます。計算していても献立をつくるのがだんだん難しくなってきます。そこで、治療用特殊食品を一般的な食品と置き換えて上手に活用することで、たんぱく質を抑えたり、エネルギーの摂取を効率よく行うことができるのです。

腎臓病患者さんによく利用されるのが、たんぱく質を抑えた食品です。たんぱく質というと肉や魚を意識しがちですが、実際には米やパン、麺類などにも少なくない量が含まれています。しかも、これら主食となる食品は毎日の食事のなかで占める割合も高いため、たんぱく質の摂取量を制限するときにはネックとなることも多いのです。

たんぱく質を調整した食品で多く使われるのが、ご飯、パン、うどん、そば、スパゲッティなどです。とくにご飯は、たんぱく質の含有量が異なるものや赤飯風、もちなどもあり、選んで使うことができます。主食を治療用特殊食品に置き換えることで、その分のたんぱく質をおかずに回すことができ、一品増やすことができるようになったりします。

また、たんぱく質を調整した小麦粉やきな粉、ホットケーキミックス、カレールウ、シチュウルウなどもあるので、調理に活用することもできます。カレーやハンバーグ、おでんなど調理済みのおかずを利用することもできます。レトルト食品や冷凍食品なので、保存にも便利です。

カロリーアップ食品

食事制限を行っている患者さんの悩みで、摂取カロリーが低くなってしまうことがあります。エネルギー不足になると、身体は必要

治療用特殊食品―たんぱく質調整食品

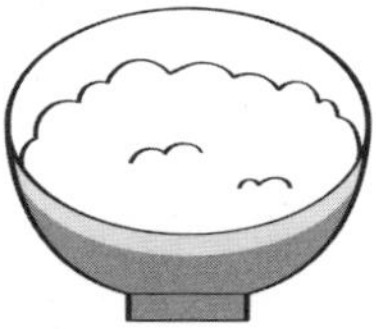

主食

ご飯、パン、もち、うどん、そば、スパゲッティ、マカロニ、ラーメンなど

おかず（レトルト食品・冷凍食品）

ハンバーグ、おでん、麻婆豆腐、すき焼き、酢豚、筑前煮、カレー、スープなど

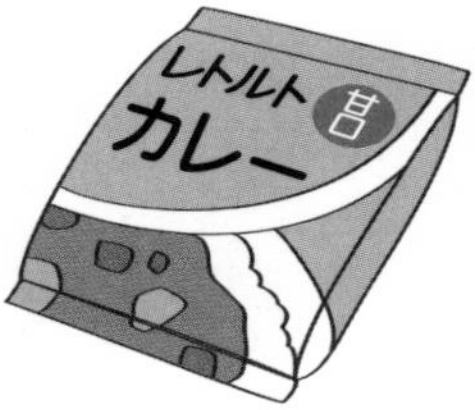

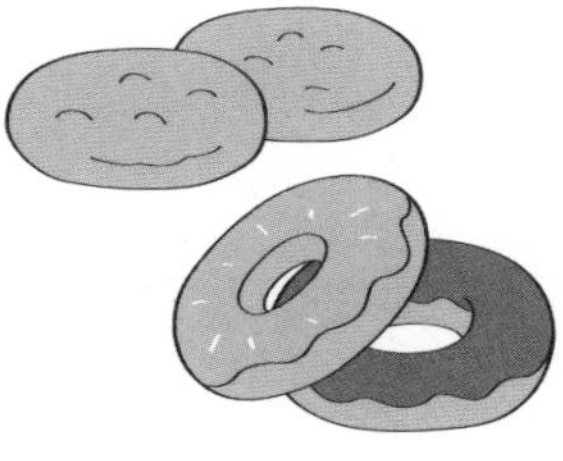

嗜好品

せんべい、クッキー、カステラ、ドーナッツなど

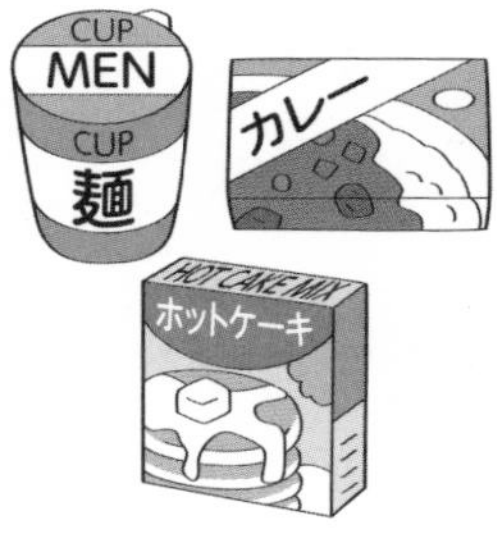

そのほか

インスタントラーメン、カップ麺、カレールウ、シチュウルウ、でんぷん粉、小麦粉、ホットケーキミックスなど

「低たんぱく食品」「治療用特殊食品」「シリアル食品」「カロリーアップ食品」は、普通のスーパーマーケットやコンビニで取り扱っているものもあれば、ネット通販でなくては購入できない商品もあります。これらの食品を希望される場合は、購入される前に主治医や栄養士に商品の選別や購入先のアドバイスを受けるとよいでしょう。

なエネルギーを補うために筋肉などに蓄えられているたんぱく質を分解して活用することになります。これは、尿素窒素の増加に結びつくだけでなく、活動するために必要な大切な筋肉を失うことにもなり深刻です。

そこで不足しがちなエネルギーを補うために、砂糖や油、ジャムなど、たんぱく質をほとんど含まずカロリーの高い食品を活用するようにしますが、「カロリーアップ食品」「高エネルギー食品」などとして、カロリーが高くなるよう調整された「エネルギー調整食品」も市販されています。

手軽に1日の摂取エネルギーをアップできるのが、高カロリー飲料です。コーヒー風味やオレンジ・リンゴなどのフルーツ味、乳酸菌飲料など、さまざまなタイプが選べます。

嗜好食品としても楽しめるのが、高カロリーゼリーです。市販のゼラチンを使ったゼリーとは異なり、低たんぱくなので腎臓病患者さんに安心です。ぶどう、桃、マスカットなどのフルーツ味のほか、ムースなどもあります。

また、いつもの食事に混ぜることでカロリーアップできる粉末油脂や粉飴《こなあめ》、オイルなどもあり、食事制限のない家族と共通の食事でも、カロリーをプラスすることができます。

シリアル食品

手軽に栄養補給できる食事として取り入れやすいのがシリアル食品です。

シリアル食品とは、穀物を食べやすいよう、薄いフレーク状にして加熱調理したものです。コーン、小麦、大麦、オーツ麦、米などが材料となっています。

特徴としては、精製されていない穀類を材料としているため、食べやすく食物繊維やビタミン、ミネラルも豊富に含んでいます。

調理の必要がないことから、手軽な朝食として、子どもから高齢者まで食べられています。忙しい朝は、つい朝食を抜きがちですが、栄養不足が大敵な腎臓病患者さんにとっては避けたいもの。シリアルならば、簡単に栄養補給ができます。

砂糖やチョコレートなどで調味されたものやドライフルーツなどが組み合わされたもの、とくに食物繊維が多いものなどバラエティに富み、自分に合ったものが選べます。

たんぱく質の含有量が少ないものが多く、塩分もあまり添加されていないので、腎臓病患者さんにとっては取り入れやすい食品です。市販されているものは、成分表示があるのでたんぱく質の摂取量もコントロールしやすいです。

食べ方は、牛乳をかけるのが一般的ですが、ジュースや野菜ジュースなどをかけたり、サラダに混ぜるなどして食べるのもよいでしょう。また、オートミールのように水や牛乳を加えた後、加熱して粥状にして食べるタイプもあります。そのままでは味がないので、バターやナッツなどをトッピングしたり、フルーツを加えると美味しく食べられます。

主な食品のたんぱく質、塩分、カリウム、リンの含有量

腎臓病患者さんが気をつけた方がよいたんぱく質、塩分、カリウム、リンがどのような食品に含まれているのか見てみましょう。

食品のたんぱく質含有量（100g当たり）

魚介、肉などおかずになる食品に多く含まれます。乳製品や主食であるご飯やパンなどに含まれるたんぱく質も見逃せません。

食べるのを避ける、もしくは控えめにしなくてはいけない食品

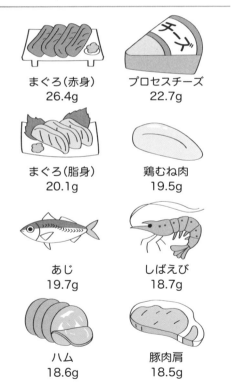

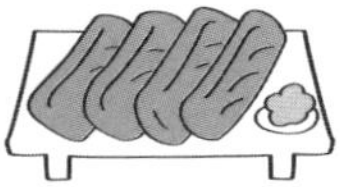
まぐろ（赤身）
26.4g

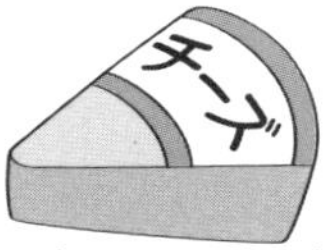

プロセスチーズ
22.7g

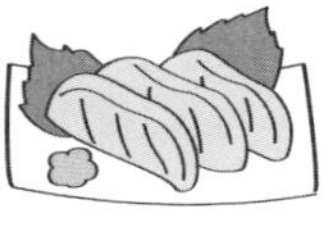
まぐろ（脂身）
20.1g

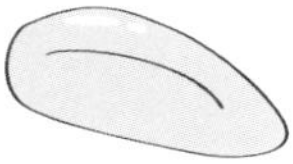
鶏むね肉
19.5g

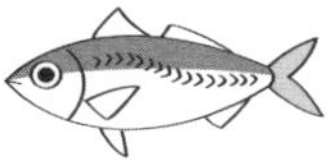
あじ
19.7g

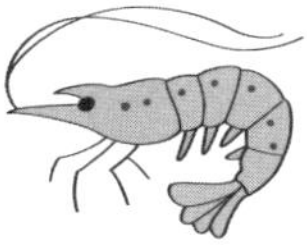
しばえび
18.7g

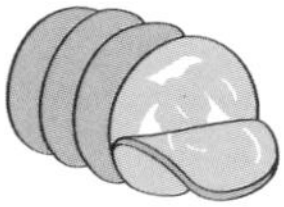
ハム
18.6g

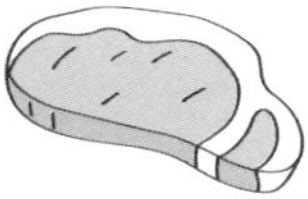
豚肉肩
18.5g

するめいか 17.9g、牛肉肩 17.7g、たら 17.6g、納豆 16.5g、ぎんだら 13.6g、卵 12.3g、かまぼこ 12.0g

多量の摂取を避ける食品

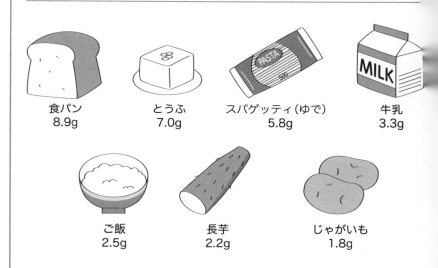

食パン
8.9g

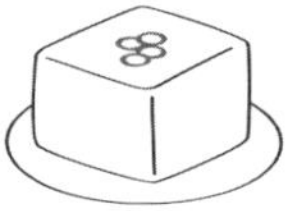

とうふ
7.0g

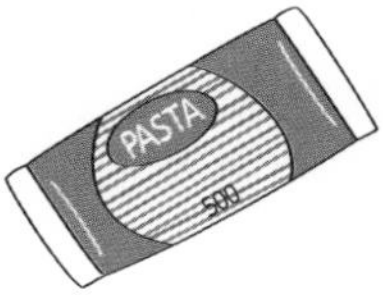

スパゲッティ（ゆで）
5.8g

牛乳
3.3g

ご飯
2.5g

長芋
2.2g

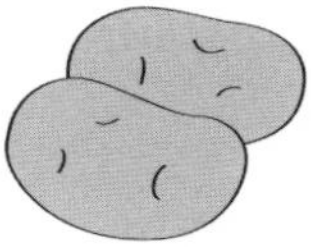

じゃがいも
1.8g

たんぱく質含有量が少ない食品

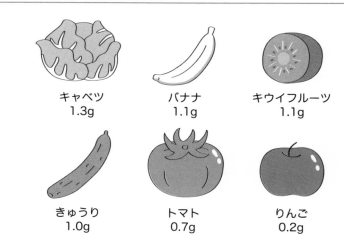

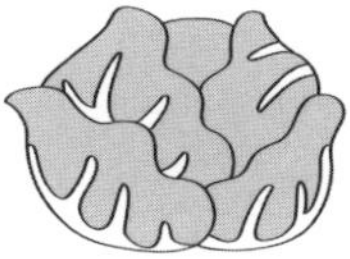

キャベツ
1.3g

バナナ
1.1g

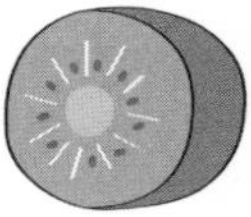

キウイフルーツ
1.1g

きゅうり
1.0g

トマト
0.7g

りんご
0.2g

食品の塩分含有量（100g 当たり）

塩分を多く含む食品は、梅干しや漬物です。かまぼこなどの練り食品や加工食品にも多く含まれます。また、味付けしていないように考えがちなスパゲッティやうどんにも塩分は含まれています。これらは主食となるため、全体の摂取量が多くなるので注意が必要です。

食べるのを避ける、もしくは控えめにしなくてはいけない食品

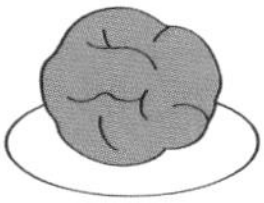

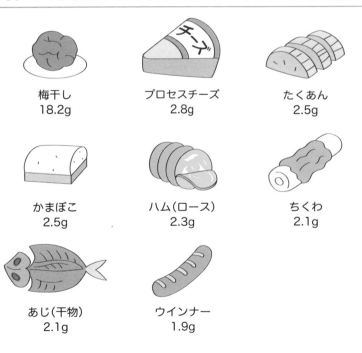

梅干し
18.2g

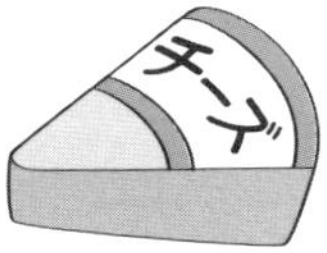

プロセスチーズ
2.8g

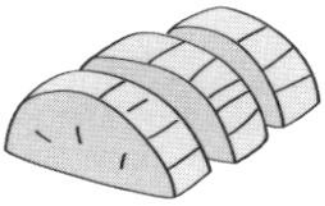

たくあん
2.5g

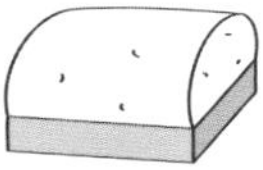

かまぼこ
2.5g

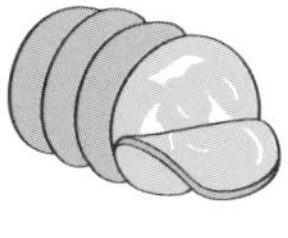

ハム（ロース）
2.3g

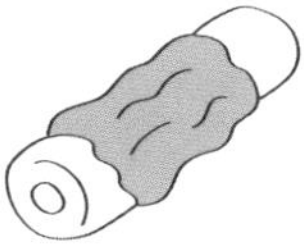

ちくわ
2.1g

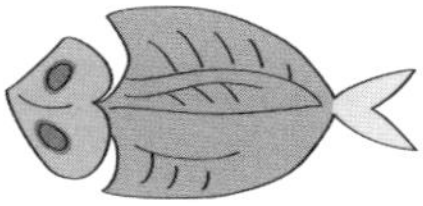

あじ（干物）
2.1g

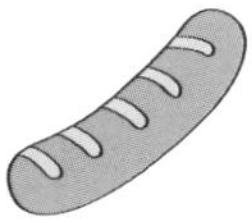

ウインナー
1.9g

多量の摂取を避ける食品

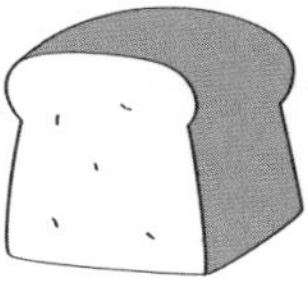

食パン
1.2g

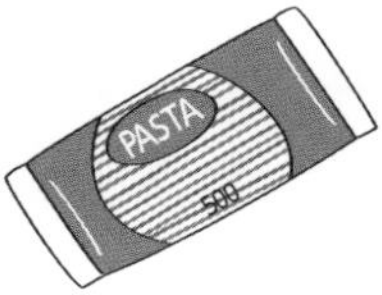

スパゲッティ(ゆで)
1.2g

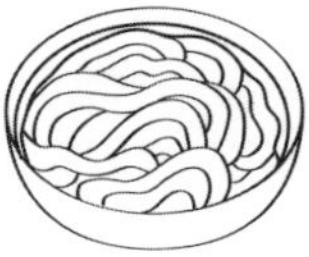

うどん(ゆで)
0.3g

塩分含有量が少ない食品

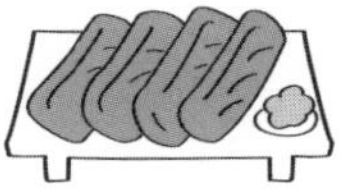

まぐろ(赤身)
0.1g

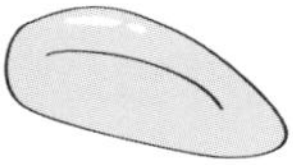

鶏むね肉
0.1g

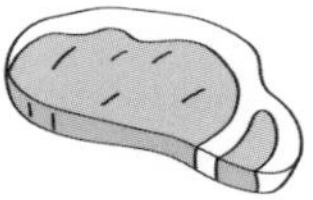

豚肉肩
0.1g

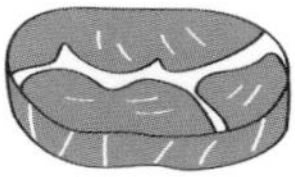

牛肉肩
0.1g

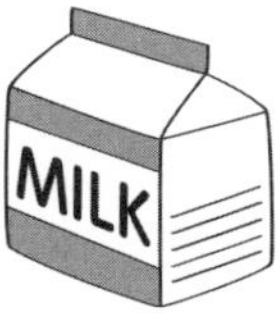

牛乳
0.1g

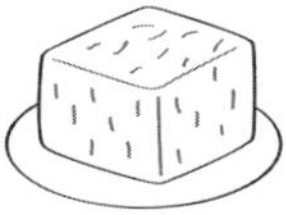

とうふ(もめん)
0g

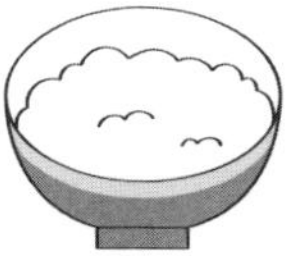

ご飯
0g

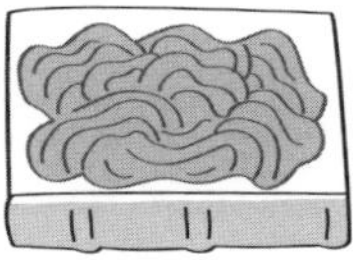

そば(ゆで)
0g

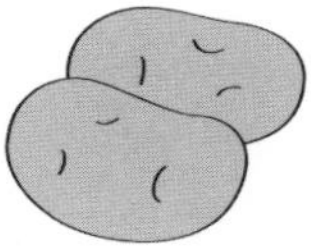

じゃがいも
0g

キャベツ 0g、バナナ 0g、きゅうり 0g、トマト 0g、りんご 0g

食品のカリウム含有量（100g 当たり）

いも類、きのこ、海藻、青菜、果物などに多く、特にジュースは注意が必要です。見逃しがちなのが、黒砂糖やチョコレート、豆類、とろろ昆布や干し柿などの干した食べ物です。肉や魚もカリウムを含みますが、腎臓病患者さんの一般的な食事で摂る分にはあまり心配ありません。カリウムの含有量が多くても、調理の工夫で減らすこともできます。

食べるのを避ける、もしくは控えめにしなくてはいけない食品

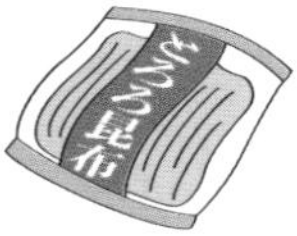

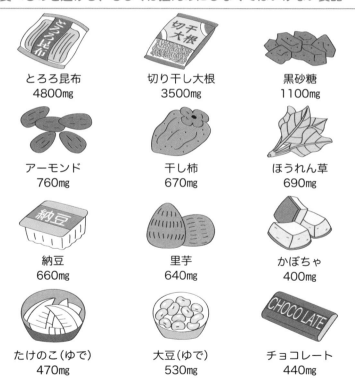

とろろ昆布
4800mg

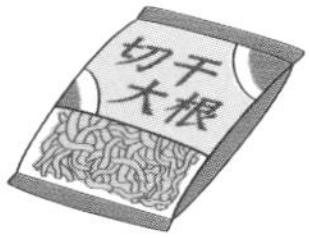

切り干し大根
3500mg

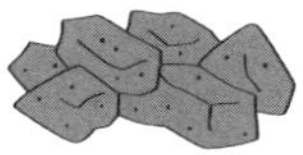
黒砂糖
1100mg

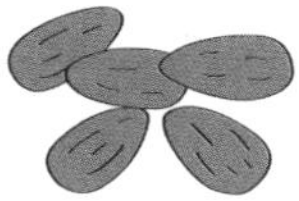
アーモンド
760mg

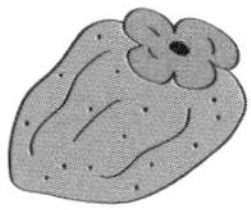
干し柿
670mg

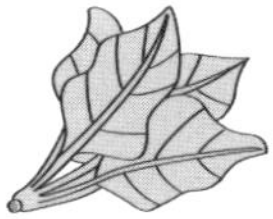
ほうれん草
690mg

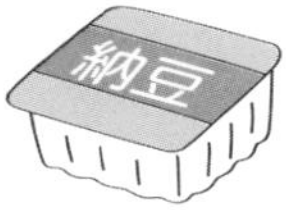

納豆
660mg

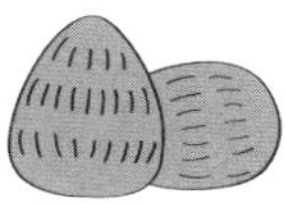
里芋
640mg

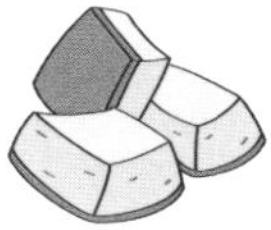
かぼちゃ
400mg

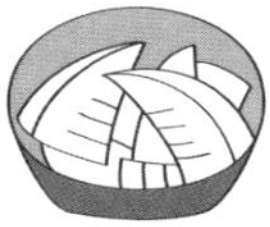
たけのこ（ゆで）
470mg

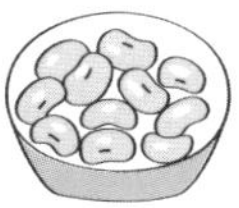
大豆（ゆで）
530mg

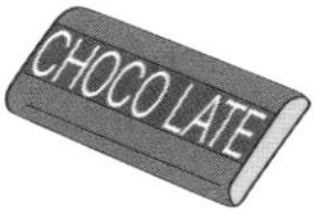

チョコレート
440mg

長芋 430mg、じゃがいも 410mg、干し芋 980mg、焼き芋 540mg、アボカド 720mg、バナナ 360mg、メロン（緑肉種）350mg、キウイフルーツ 300mg

多量の摂取を避ける食品

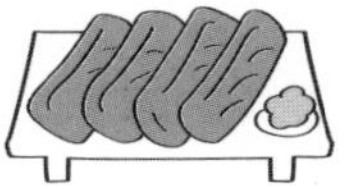

まぐろ（赤身）
380mg

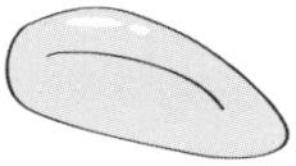

鶏むね肉
190mg

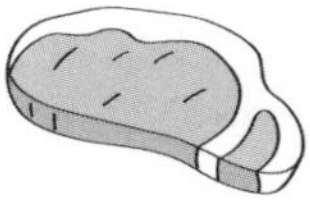

豚肉肩
320mg

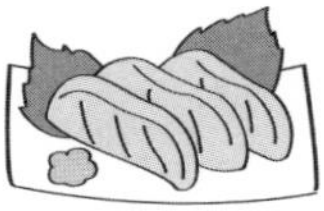

まぐろ（脂身）
230mg

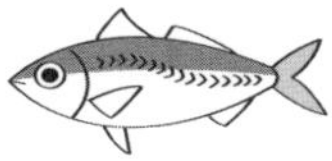

あじ
360mg

たら
350mg

するめいか
300mg

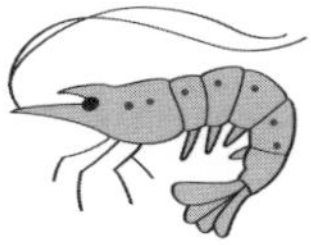

しばえび
260mg

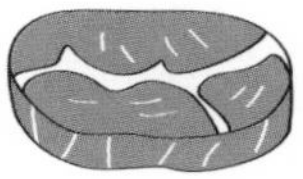

牛肉肩
280mg

ハム 290mg、ぎんだら 340mg、白菜 220mg、大根 230mg、しいたけ 270mg、ぶなしめじ 370mg、キャベツ 200mg、きゅうり 200mg、トマト 210mg、豆乳 190mg、牛乳 150mg、りんご 120mg

通常摂取してもよい食品

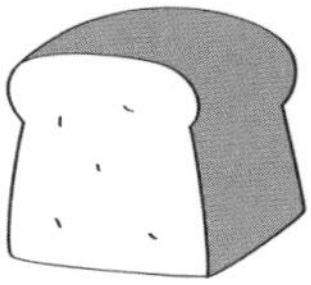

食パン
86mg

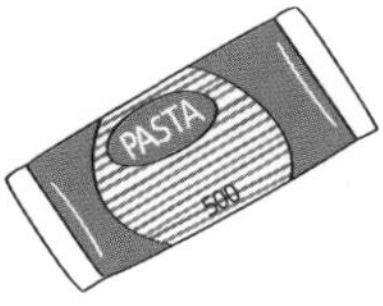

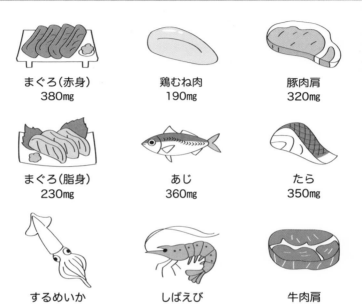

スパゲッティ（ゆで）
14mg

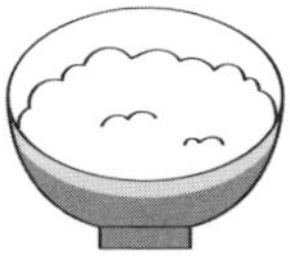

ご飯
29mg

食品のリン含有量（100g当たり）

カルシウムやたんぱく質の多い食品には、リンも多く含まれることが多いです。腎臓病の患者さんはたんぱく質を控えめにしているので、ほとんどがリンの摂取も抑えられています。チーズや、骨ごと食べる魚などの食べ過ぎに気をつけます。

食べるのを避ける、もしくは控えめにしなくてはいけない食品

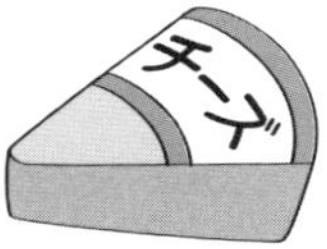

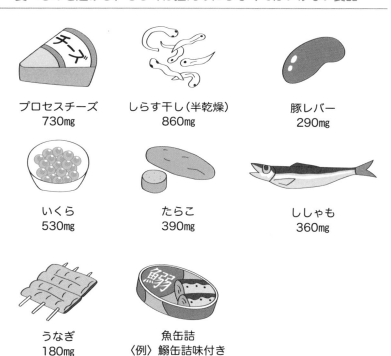

プロセスチーズ
730mg

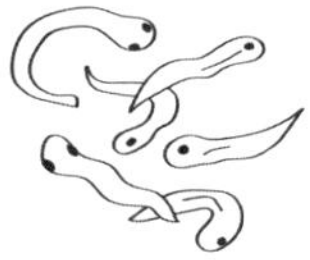

しらす干し（半乾燥）
860mg

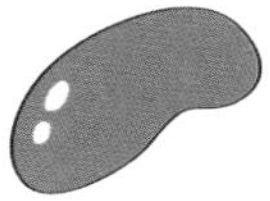

豚レバー
290mg

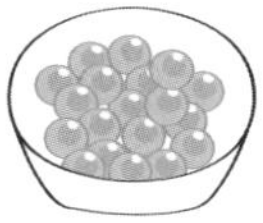

いくら
530mg

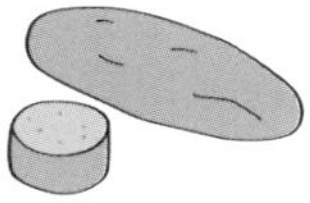

たらこ
390mg

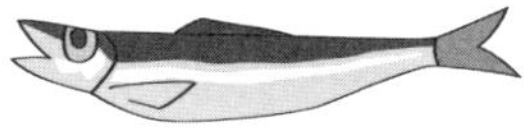

ししゃも
360mg

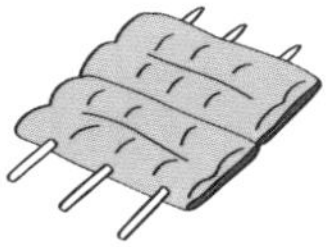

うなぎ
180mg

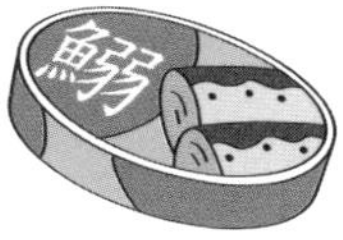

魚缶詰
〈例〉鰯缶詰味付き
（100gあたり380mg）

多量の摂取を避ける食品

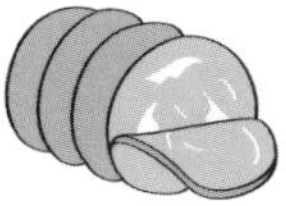

ハム
280mg

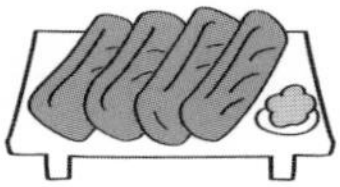

まぐろ(赤身)
270mg

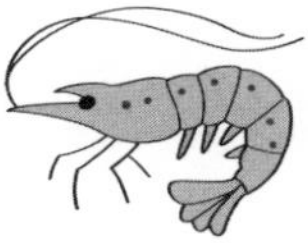

しばえび
270mg

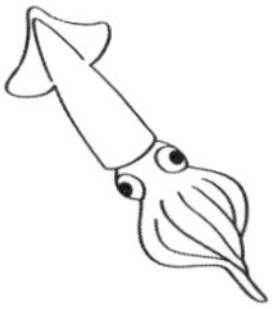

するめいか 250mg

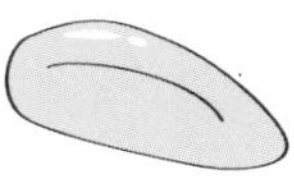

鶏むね肉 120mg

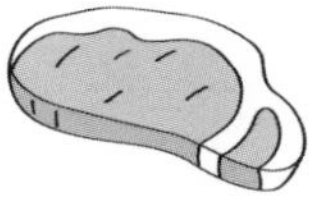

豚肉肩 180mg

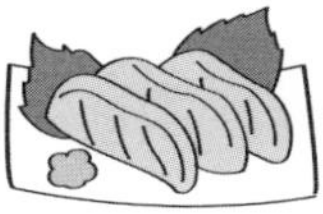

まぐろ(脂身) 180mg

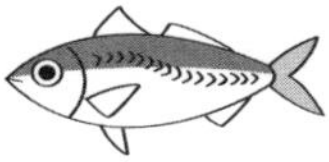

あじ 230mg

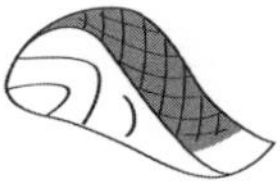

たら 230mg

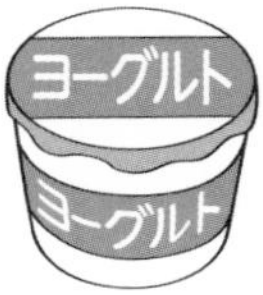

ヨーグルト 100mg

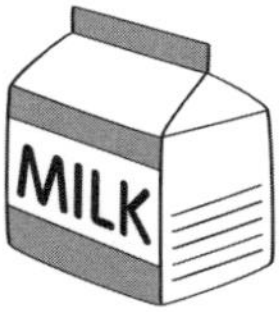

牛乳 93mg

牛肉肩 150mg、ぎんだら 180mg、納豆 190mg、卵 180mg、とうふ 88mg

通常摂取してもよい食品

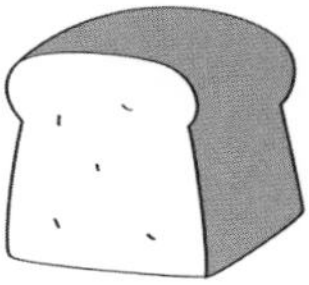

食パン 67mg

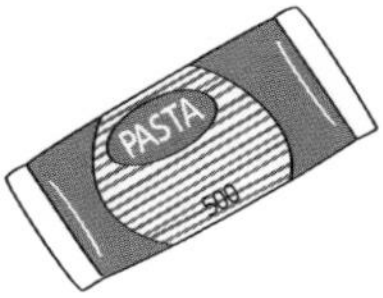

スパゲッティ(ゆで) 53mg

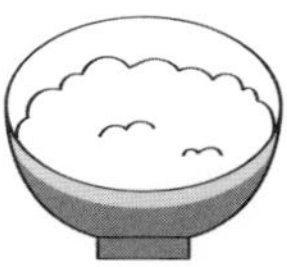

ご飯 34mg

じゃがいも 47mg、きゅうり 36mg、長芋 27mg、キャベツ 27mg、バナナ 27mg、トマト 26mg、りんご 12mg

外食時のメニュー選びのコツ

腎臓病だからといって、外食の楽しみをなくしてしまうのは難しく、また外食を避けられないこともあります。たた、外食は栄養成分や量がコントロールしづらく、家庭に比べ味付けが濃いものが多いため、できるだけ避けたいのも事実です。

いくつかのポイントに気をつければ、外食でも食事制限を守っていけます。

まず、気をつけたいのが摂取するものをコントロールしやすいメニューのある飲食店を選ぶこと。チェーン店などでは、カロリーや塩分量を表示してある場合もあります。そういったお店を選ぶのも、上手に外食するコツでしょう。

また、丼物や麺類など単品よりも、複数の料理を組み合わせた定食のほうがコントロールしやすくなります。

●外食のポイント１――たんぱく質

外食でもたんぱく質の摂取量が多くなりすぎないよう気をつけて、選ばなくてはいけません。メニューによってはおかずの肉や魚を一部残すことも必要です。

●外食のポイント２――塩分

塩分を摂りすぎないよう、ドレッシングやタレなどの調味料は使わないか、少量にします。量を減らすコツは、かけるのではなくつけて食べることです。可能ならば、お店の人に頼んでソースやタレはかけるのではなく、別皿でもらいましょう。味噌汁やスープは、具を食べて汁は残します。漬物は少量でも塩分が多いので、食べないようにします。

●外食のポイント３――リン・カリウムなど

そのほか、リンやカリウムなどが制限される場合は、それが多く含まれる食品に注意します。例えば、リン制限なら肉の量を減らしたり、ヒレよりロースを選ぶなどします。カリウムは、多く含む野菜や果物に注意します。

●外食のポイント４――前後の食事も含めて考える

外食で食事制限をきっちり守るのは難しいものです。その場合は、「無理だ」とあきらめてしまわず、ポイントの1~3をできるだけ心がけます。オーバーしてしまった分は、その後の食事で減らすようにしましょう。あらかじめ外食するとわかっている場合は、多くなりそうな成分をその前の食事で控えるようにするのも助けになります。

食品成分表の活用の仕方

腎臓病患者さんが食事制限を行っていくなかで、欠かせないのが「日本食品標準成分表」です（以下、「食品成分表」）。

食品成分表は、日本で日常的に食べられている数多くの食品の栄養成分を記載したものです。各食材の100g当たりのエネルギーと、たんぱく質や脂質、炭水化物などの3大栄養素、ナトリウム、カリウムなどのビタミン、ミネラル類が記載されているものです。腎臓病患者さんが献立をつくるときに必要となるデータを調べることができます。

調べ方も、食品名で引くだけと簡単です。例えば、「ごはん」のデータを調べたいときには、「こめ」を引き、調べたい「水稲めし／うるち米／精白米」や「玄米」「半つき米」や「はいが米」など選ぶことができます。「こめ」のように1つの食品でも、状態や加工によって栄養成分が異なることがあるので、「かゆ（精白米）」「おにぎり」「上新粉」「ライスペーパー」など、さまざまなものが網羅されています。

管理栄養士さんの作成した献立やレシピに従ってつくることももちろん大切ですが、さまざまな食品の栄養について調べ、自分で献立をつくることは、腎臓病で食事療法を続けるために役立ちます。自分の食事内容をより深く理解できるようになり、外食などでも摂取する栄養をコントロールしやすくなります。どこまでOKか、どのあたりを気をつけたらよいのかわかるようになり、より自由に食事を楽しめるようになります。

食品成分表を使う際に注意しなければならないのは、すべて可食部（食べられる部分）100g当たりの数値になっていることです。そのため、実際に食べる量に合わせて摂取量を計算する必要があります。

計算式は下記のとおりです。

計算が面倒だったり、食品成分表を調べるのが難しい場合は、「食品成分データベース」を使うこともできます。これは、インターネット上で「日本食品標準成分表2015年版（七訂）」のデータを文部科学省が提供しているものです。

・摂取した量の計算式

成分表の値 × 食べた量（g） ÷ 100 ＝ 摂取量

例　ごはん1膳分のエネルギー

ごはん（100g当たり）168kcal×1膳140g÷100＝235.2kcal

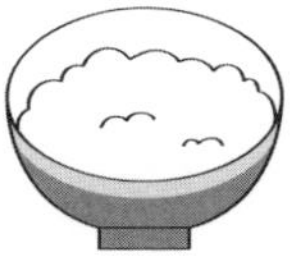

食品名を画面に入力することで各成分の計算が簡単にできます。また、各食品の状態や加工、調理法ごとのデータをまとめて調べることもできるので、大変便利です。

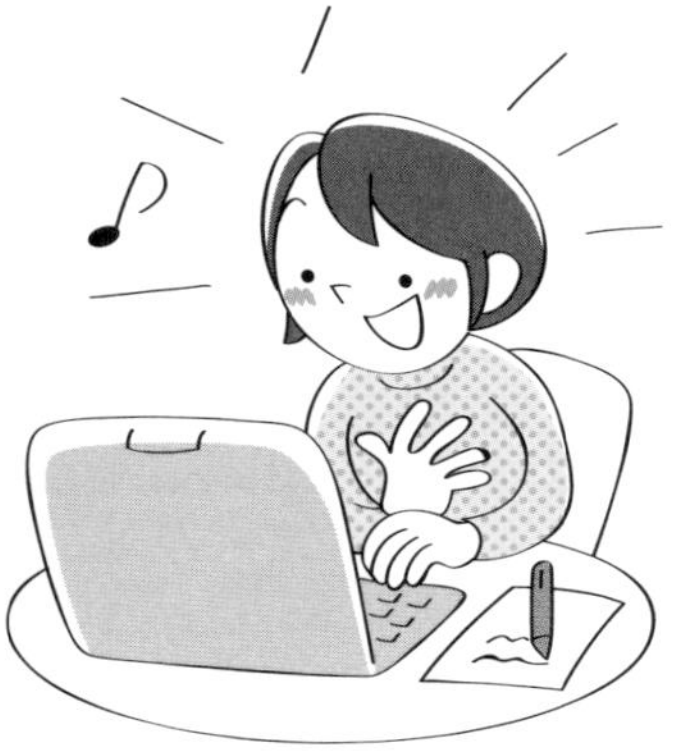

第3章

腎機能低下を抑えながら食事を楽しむ

腎臓病の食事療法は厳しいというイメージがありますが、ポイントさえ押さえれば、心配なく毎日の食生活を楽しむことができます。ここでは食事制限をしっかり守るためのレシピや一般食との違い、外食のコツなどを紹介します。

腎臓病患者の食事のコツ

～腎臓を守るために、なにかを変える必要があるか～

腎臓病の患者さんは、腎臓への負担を減らすために、たんぱく質をはじめとしたいくつかの栄養素について、制限する必要が出てきます。制限は腎臓病の症状や進行によっても変わるため、患者さんは摂取するたんぱく質の量とエネルギー量など、医師や管理栄養士から指示されます。献立を組む際には、それを守るための食品バランスを組み合わせていく必要があります。

ただ、難しく考え過ぎる必要はありません。人は毎日の食事のなかで、季節や自分の体調に合わせて、さまざまな食品を組み合わせて食べているものです。食事療法という意識はなくても、「疲れているから、消化のよいものにしよう」「最近、野菜不足かな」などと考え食事のバランスを取ることは、日常的に行ってきたことでしょう。

腎臓病患者さんの食事療法は、それを腎臓の状態に合わせて少し高度にしたものです。まずは、腎臓の状態に合わせた食事療法の指導と、これまでの食事を比べてみましょう。比べることで自分の食生活の傾向がわかり、なにが多過ぎてどう改善する必要があるのかを知ることができます。

腎臓病患者さんの食事療法で特にコントロールが必要となる「塩分」「たんぱく質」「カリウム」「リン」については、無理なく減らすためのコツがあります。

また、たんぱく質の量やエネルギー量、塩分など、食材それぞれの特徴を知ると、自宅での食事だけでなく、外食や調理済みの料理を買うときに役立ちます。

次頁以降を参考に、工夫しながら食事を楽しみましょう。

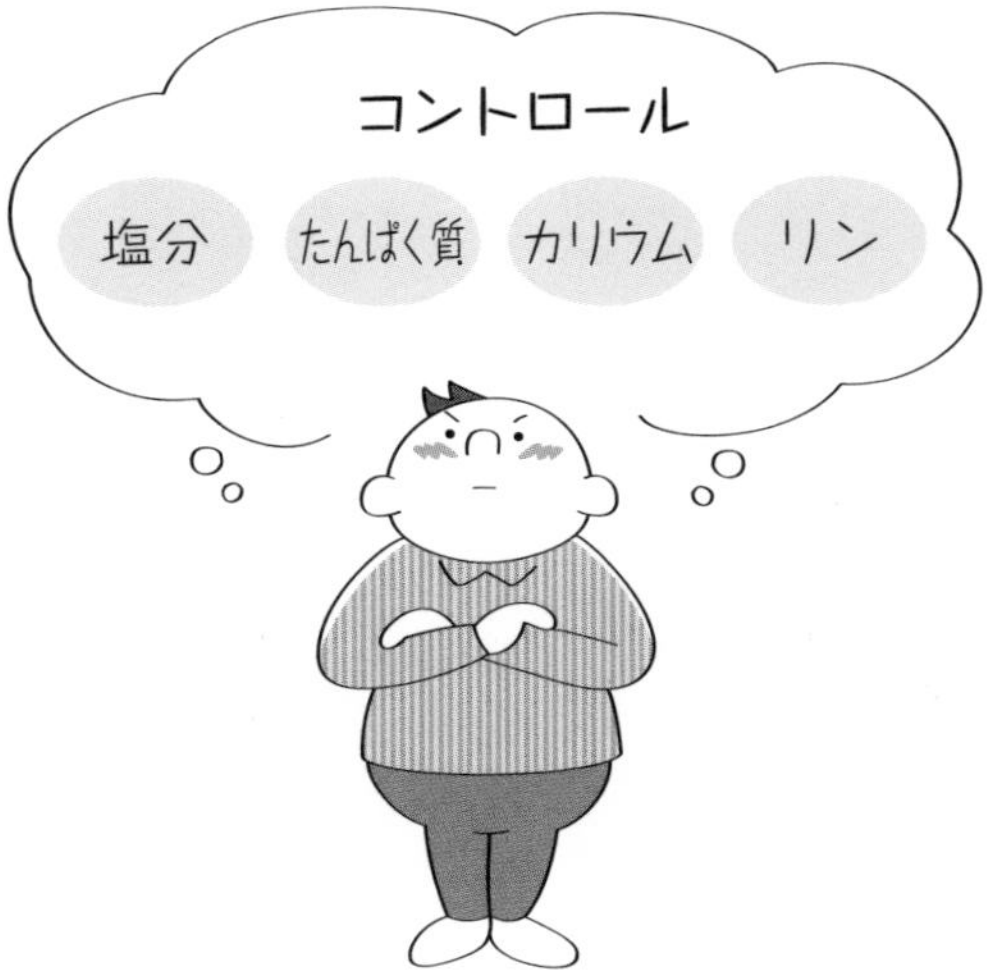

※塩分・たんぱく質・カリウム・リン。
この４つのコントロールをいつも意識しよう。

塩分を減らすコツ

～気づかぬうちに増えやすい塩分摂取に注意～

慢性腎臓病（CKD）の患者さんの食塩摂取量は、「1日6g未満」が基本です。

ただし、日本人の一般的な食生活から考えるとこの制限はかなり厳しいものです。

そのため、ステージG1～G2で高血圧や体液過剰になっていない患者さんの場合は、1日あたり男性8g未満、女性7g未満に制限が緩和されています。

しかし、ステージG3～G5に進んでしまった場合、1日6g未満の食塩制限を遵守しなければなりません。さらにステージG4～G5で体液過剰の徴候がある患者さんは、1日6g未満よりも少ない食塩制限を指導されます。

塩分を減らすには、まず薄味の調味を心がけることが大切です。

そして、どんな食品にどれだけの塩分が含まれているのかを知り、1日の塩分摂取量を減らしていくことです。調理の際に、香辛料や香り、酸味などを上手に使うことで、薄味でも十分な風味が得られます。

塩分量の少ない「減塩調味料」など、上手に利用するのもよいでしょう。これは、風味は一般のものとあまり変わらないのに、塩分が少なく作られたものです。醤油や味噌など種類も豊富です。

また、塩分は味噌や醤油などの調味料だけでなく、かまぼこやちくわなどの加工食品や食材にも含まれています。そのため、気づかぬうちに多く摂取していることもあるので注意しましょう。

外食は一口めでおいしいと感じさせることが重要なため、一般に家庭料理よりも味が濃いめです。外食を完全に止める必要はありませんが控えるようにして、塩分を摂り過ぎない工夫をしましょう。

薄味にするための５つのコツ

１．香辛料を上手に使うこと

薄味でも、こしょうやカレー粉、唐辛子、わさびなどの香りを使うことで、しっかり〝味〟が感じられます

２．酸味を使うこと

食塩の代わりに酢やレモンやかぼす、すだちなどの柑橘類の汁を振ることで、塩分を減らしてもメリハリのある味付けができます

３．だしの活用

かつお節や昆布から取っただしを使うことで、食材の〝うま味〟が増します

４．新鮮な食材を使うこと

料理の基本ですが、新鮮な食材を使えば、素材そのものがおいしいので調味料を使った味付けは控えめで済みます

５．加工食品を減らすこと

調味済みの食材だけでなく、かまぼこやちくわなどの練り物などには塩分が多く含まれます。せっかく薄味を心がけていても、これらの食品を使って料理していた場合、全体の塩分摂取はなかなか減らせません。一度、ふだんよく食べる食材の塩分量を調べてみるとよいでしょう

塩分量を知る方法

1. 商品のパッケージなどにある食品表示を確認する
2. 計量カップや計量スプーンで食品の分量を正確に量って料理する
3. 尿中のナトリウム濃度とクレアチニン濃度から摂取食塩量を推察する（年齢、体重、身長も挿入することで推測できる計算式があり、インターネットで調べることができます）

より精度が高い１日の食塩摂取量の推定は、畜尿を用いて以下の式で求められます。

推定食塩摂取量（g/日） ＝ 畜尿でのナトリウム排泄量（mEq/日） ÷ 17

外食時に塩分摂取量を少なくするコツ

●お店の方に塩分制限していることを伝え、❶〜❹を頼む

❶かつ丼などの丼物は、ごはんとカツ煮などのおかずを分ける（ごはんにおかずの調味料が染み込まないようにするため）
❷牛丼はつゆ少なめ（つゆだく厳禁）
❸サラダのドレッシングやマヨネーズなどの調味料は、かけるのではなく別添えに
❹豚カツのソースはかけずに、小皿に取り分ける（食べるときにつける）

●汁物、漬物を残す

たんぱく質を減らすコツ

～肉・魚だけでなく主食にも注意する～

たんぱく質の摂取量については、慢性腎臓病（ＣＫＤ）の重症度を示すステージによって決められます（21頁表参照）。ステージＧ３ａでは０・８～１・０g／kg標準体重／日、ステージＧ３ｂ以降では０・６～０・８g／kg標準体重／日が推奨されています。

糖尿病性腎臓病（腎症）では、ステージＧ１～２では１・０～１・２／kg標準体重／日、Ｇ３では０・８～１・０／kg標準体重／日、Ｇ４～５では０・６～０・８g／kg標準体重／日です。尿蛋白が大量に尿中にでるネフローゼ症候群といわれる腎臓病では、たんぱく質の摂取量をやや多めにすることがあります。

たんぱく質が多く含まれる食品は肉や魚ですが、米やパン、芋類、果物、野菜にも含まれています。例えば、ごはん

病気の進行につれて食事の制限も多くなる
〈糖尿病性腎臓病（腎症）におけるたんぱく質推奨値〉

ステージ G1 ～ 2	1.0 ～ 1.2 g（kg標準体重 / 日）
ステージ G3	0.8 ～ 1.0 g（kg標準体重 / 日）
ステージ G4 ～ 5	0.6 ～ 0.8 g（kg標準体重 / 日）

1食分（200g）には、約5・0gのたんぱく質が含まれています。

したがって献立を立てるときには、使う食材のすべてから、摂取するたんぱく質量を計算しなくてはなりません。

注意したいのが、食材によってたんぱく質の「アミノ酸スコア」が異なることです。アミノ酸スコアとは食品中に含まれる必須アミノ酸のバランスを評価したもので、100に近いほど良質であると言えます。大豆や肉、魚などのスコアは100、精白米で65、小麦で41です。できるだけアミノ酸スコアが低めな主食からのたんぱく質摂取を減らすようにします。

ステージが進んで、たんぱく質の制限が厳しくなると献立を立てるのが難しくなってきます。管理栄養士は、治療用特殊食品を用いてアミノ酸スコアを高くするよう食事栄養指導を行っています。

もうひとつ、たんぱく質を減らす食事にすることで、全体のエネルギー摂取量が減ってしまわないようにしなければなりません。

人は身体を最低限維持するためにもある程度のエネルギー量が必要で、さらに活動するためにもエネルギーを消費します。食事からのエネルギー摂取が足りないと、身体を維持できなくなってしまうのです。たんぱく質を減らす分、炭水化物や脂質などで補う必要があります。

たんぱく質を上手に減らすコツ

たんぱく質を減らしても、全体のエネルギー摂取量は減らさないことが大切です。

●たんぱく質を含まない「油脂類」「砂糖」、含有量が非常に少ない「くずきり」「春雨」「片栗粉」を上手に活用する

●豚カツは、ヒレ肉よりロース肉を選ぶ。薄切りばら肉を重ねたミルフィーユがよい

●パンやお弁当など市販品を選ぶときは、栄養成分表示を必ず確認する

●市販品でバランスを取るコツ

❶白飯おにぎり（180 g）、またはレトルト低たんぱくごはん（180 g）を持参し、コンビニエンスストアなどで主菜に「ハンバーグ」か「鯖の味噌煮」、副菜に「ほうれん草のお浸し」か「ポテトサラダ」を足す

❷冷凍食品なら、「冷凍グラタン」か、「冷凍スパゲッティ ＋パン」

❸レトルトなら、「レトルトカレー」か、「容量の少ないレトルトカレー（幼児用）＋サラダ」

❹ミートスパゲッティを作るときは、「低たんぱくスパゲッティ」を使う

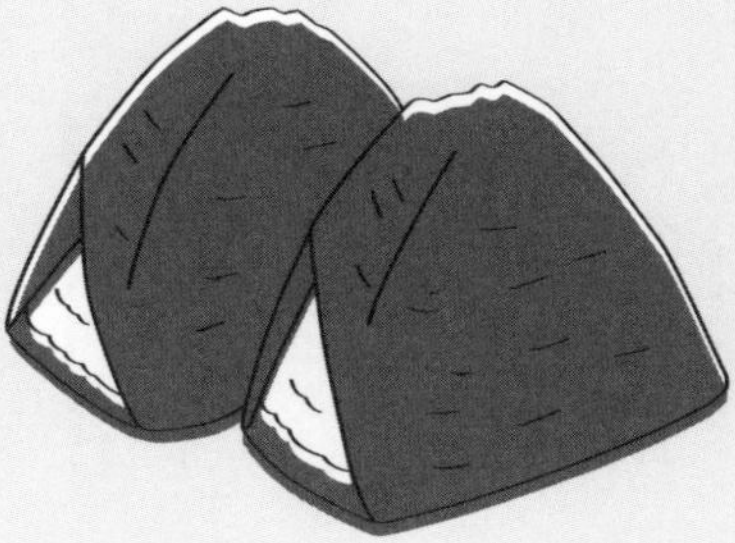

カリウムを減らすコツ
～食材の選び方、調理の工夫でカット～

カリウムの制限が必要なのは、ＣＫＤの重症度でステージＧ３ｂからです。たんぱく質の制限との関係もあり、個人によって勧められる値は異なりますが、基本的にステージＧ３ｂで２０００㎎／日以下、Ｇ４～５は、１５００㎎／日以下に抑えます。ステージＧ１～２ではカリウムの制限がないので、一般的なカリウム摂取と同じでよいと思います。ちなみに、一般的には男性では２５００㎎／日、女性では２０００㎎／日が目安となり、ＷＨＯの高血圧予防のために推奨される摂取量では、男性では３０００㎎／日以上、女性では２６００㎎／日以上です。

カリウムが多く含まれるのは、野菜や果物のほか、魚や肉などのたんぱく質を多く含む食品です。魚や肉からのカリウム摂取については、たんぱく質を制限していればある程度減ることもあり、意識して減らす必要はそれほどありません。

野菜については、調理の工夫でカリウム含有量を20～30％減少させられると言われています。カリウムは水溶性なので、調理するときに水にさらしたり、ゆでこぼしたりすれば、カリウムが水やゆで汁の中に溶け出して含有量を減らすことができるのです。このとき水にさらされる断面が広いほど、水中に溶け出すカリウムも多くなります。食材は、細かく刻んだり薄く切るなど、切り口が大きくなるようにしましょう。

果物では、特にバナナやメロン、キウイフルーツにカリウムが多く含まれているので注意します。生の果物の摂取を減らし、缶詰を活用するとよいでしょう。ただし、シロップにはカリウムが溶け出ていることがあるので飲まないようにします。

海藻類にもカリウムが多いので、一度に大量を食べないようにしましょう。

また、緑茶の茶葉にはカリウムが多く含まれ、お茶にも溶け出します。水分補給には、緑茶よりも麦茶、白湯などを選ぶとよいでしょう。

特別な環境で栽培することで、カリウムの含有率を下げている「低カリウム野菜」もあります。野菜の風味を生かしたまま食べられます。インターネットなどで手軽に購入できるので、活用するのもよいでしょう。

ステージ別１日のカリウム摂取制限

ステージＧ１～３ａ	制限なし
ステージＧ３ｂ	2000㎎以下
ステージＧ４～５	1500㎎以下

カリウムを少なくするコツ

- カリウムの多い食品は、野菜・果物・芋・豆・種実類など

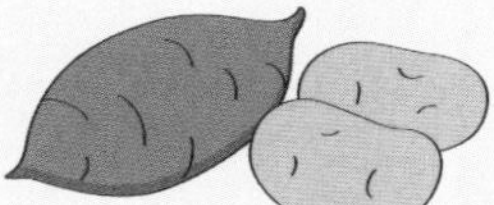

- 野菜などのカリウムはお湯や水に溶けやすいので、ゆでこぼし・水さらしで減らせます（カリウム処理）

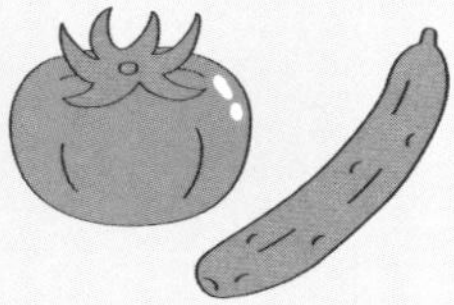

- 100％果汁ジュース・野菜ジュース・トマトジュースは、カリウムが多いので注意

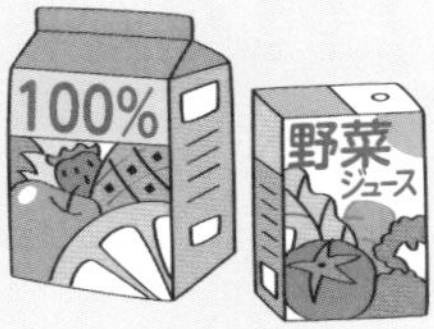

- 干しブドウ・干し柿などのドライフルーツ、干し芋・切り干し大根は、カリウムが多いので注意

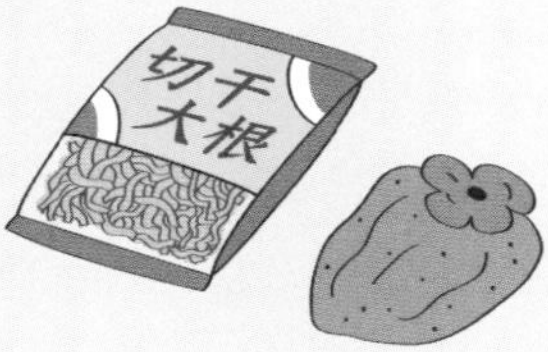

- 魚・肉などのたんぱく質を多く含む食品は、カリウムが多いので注意

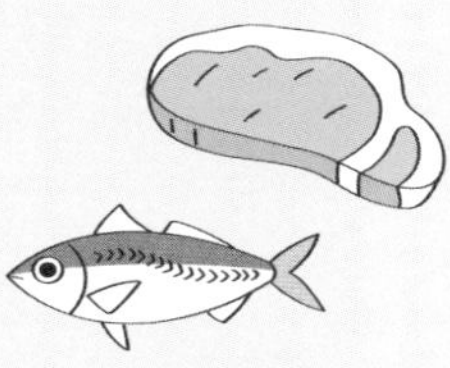

リンを減らすコツ
～食品添加物のリンに注意する～

　血液中のリン濃度が高くなってきた場合、リンの多い食品の摂取を制限します。

　リンは、ししゃもやしらす干し、丸干しなどの魚類、レバーなどの肉類、牛乳・乳製品、大豆など、たんぱく質を含む食品に多く含まれています。リン摂取量は、たんぱく質摂取量と密接な正の相関関係があるため、たんぱく質の摂取量を厳格にすればリンの摂取量も同時に制限されることになります。つまり、たんぱく質制限を基本として、そのほか前述したリンの含有量の多い食品に気をつけるようにします。

　ただし、食品添加物として用いられる無機リン（リン酸塩）は、有機リンよりも吸収されやすいとされています。無機リンを多く含む加工食品やコーラなどの過剰摂取は避けることが望ましいです。

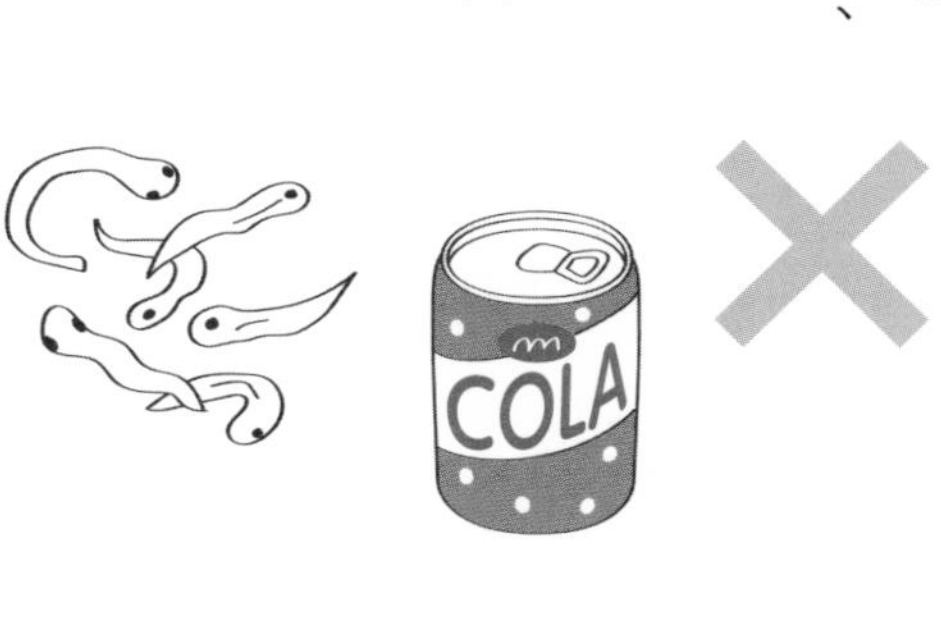

一般のレシピと腎臓病患者のためのレシピの違い

～献立作りのために知っておきたいポイント～

腎臓病患者さんの食事といっても、決まったものしか食べられなかったり、特別な料理レシピを使ったりするわけではありません。一般的な料理のなかで、自分の制限に合わせて注意すべき食材を他のものに置き換えたり、調理法を変えたりするなど、ちょっとした工夫で、豊かな食生活を送ることができます。

1）主菜・副菜が同一メニューでも、レシピを変えて工夫する方法

同じ献立で、一般の人向けレシピと腎臓病患者さんのためのレシピでは、どのような違いがあるのか比べてみましょう。同じメニューでも、食材を少し変えるだけで、腎臓病患者さんに適した献立を作ることができます。

また、ステージが進まないうちは、一般の人向けのメニューでも、ポイントで説明しているような調理の工夫などにより、食事療法に対応できます。

[献立例 1]

お刺身と野菜の天ぷら

●エネルギー 665kcal　●たんぱく質 23.1g　●塩分 1.8g

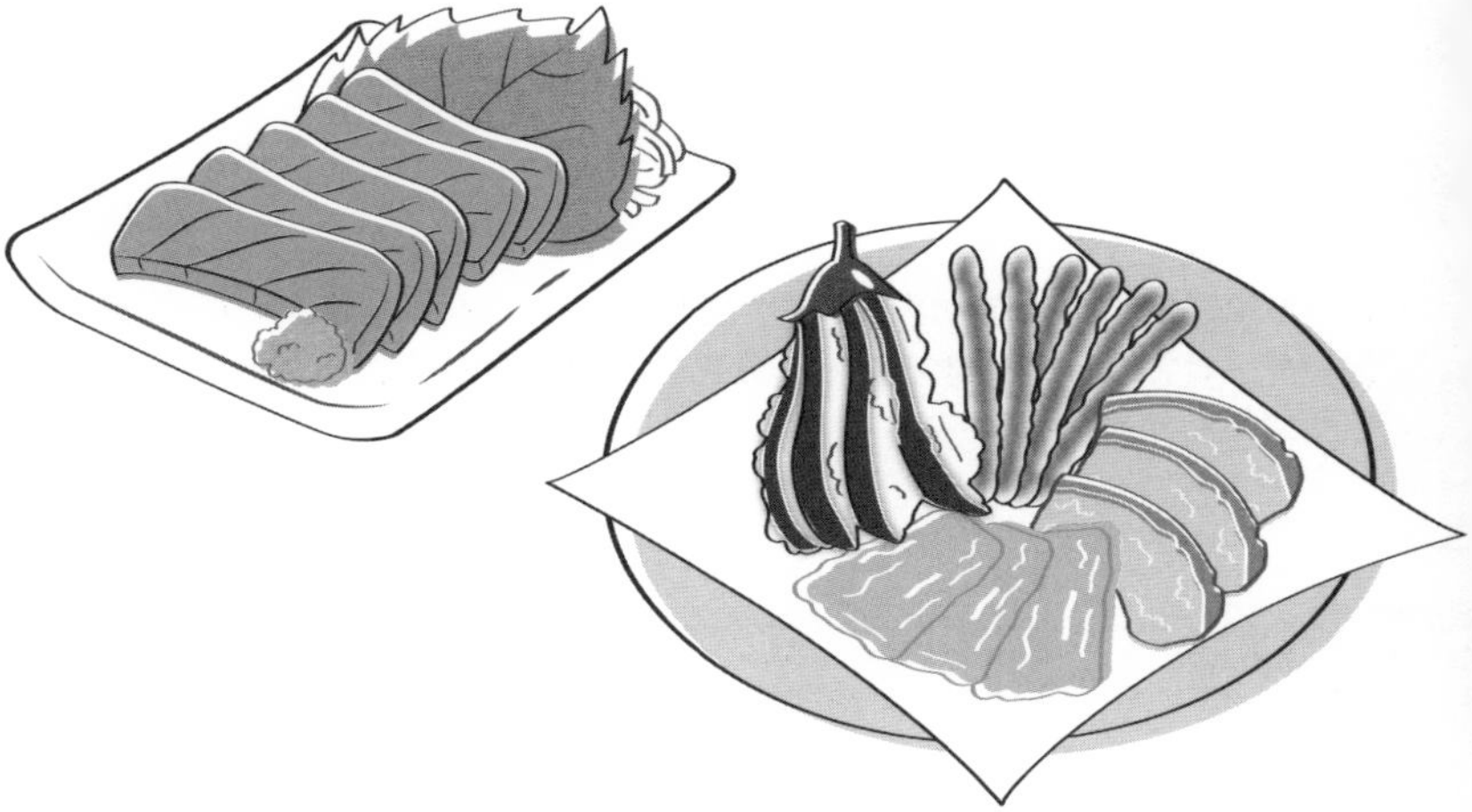

材料

ごはん…200g
刺身
　鮪（赤身）…50g（5 切れ）
　醤油…5g（小さじ 1）
野菜の天ぷら
　なす…30g（1/2 本）
　さやいんげん…20g
　かぼちゃ…20g
　にんじん… 20g
衣
　小麦粉…15g
　卵…10g（1/5 個）
　水…30g
揚げ油…適量
麺つゆ…30g
　（大さじ 1 ½）
大根おろし… 20g

※（　）内は目安

作り方

野菜は食べやすい大きさに切り、大根はおろしておく。衣の材料を合わせて野菜につけ、160 ～ 170℃の油で揚げる。

知っておきたい！ポイント

・鮪の赤身５切れでエネルギー 63kcal、たんぱく質 13.2g と、刺身はエネルギーが少なくたんぱく質が多い主菜です。
・副菜を野菜の天ぷらにすることで、エネルギー摂取量を増やすことができます。
・カリウム制限がある場合は、天ぷらに添える大根おろしの汁を絞ることで、カリウムを減らせます。

[献立例 1 応用編]

腎臓にやさしい
アレンジ 1

アレンジ後の全体摂取量
●エネルギー 774kcal　●たんぱく質 20.0g　●塩分 1.8g

刺し身・鮪（赤身）50g（5 切れ） アレンジ ➡ 鮪（トロ）…50g（5 切れ）

知っておきたい！
ポイント

- 鮪（トロ）は、5 切れでエネルギー 172kcal、たんぱく質 10.1g です。
- 刺身を赤身からトロにすることでたんぱく質が少なくなり、エネルギーは約 3 倍になります。

腎臓にやさしい
アレンジ 2

アレンジ後の全体摂取量
●エネルギー 723kcal　●たんぱく質 19.3g　●塩分 1.9g

刺し身・鮪（赤身）50g（5 切れ） アレンジ ➡ 鮪（トロ）…30g（3 切れ）
帆立…………20g（2 切れ）

知っておきたい！
ポイント

- 刺し身を赤身からトロ 3 切れ（エネルギー 121kcal、たんぱく質 9.4g）と帆立の組み合わせに変えます。「アレンジ 1」より、さらにたんぱく質が少なくなり、単品のエネルギーは約 2 倍になります。

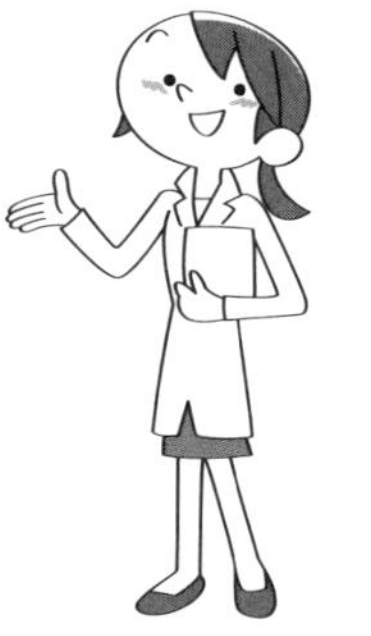

[献立例 2]

鮭フライ　きんぴら　即席漬け

●エネルギー 663kcal　●たんぱく質 20.4g　●塩分 1.4g

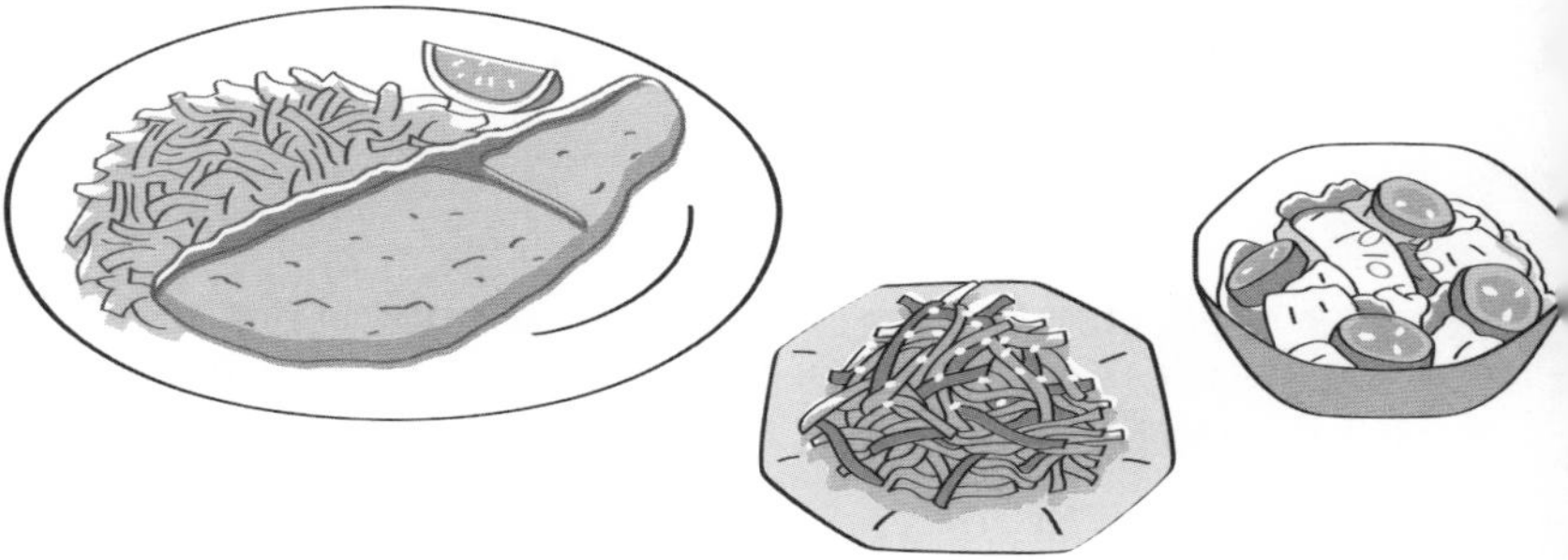

材料

ごはん…200g
鮭フライ
　鮭…60g
　小麦粉…6g（小さじ 2）
　卵…6g（1/8個）
　パン粉…6g
　揚げ油
　キャベツ…20g
　レモン…10g（1/8個）
　中濃ソース…10g（小さじ 1 ½）
きんぴらごぼう
　ごぼう…30g
　にんじん…5g
　ごま油…3g（小さじ 1）
　砂糖…3g（小さじ 1）
　醤油…3g（小さじ 1/2）
　みりん…2g（小さじ 1/3）
　酒…1g（小さじ 1/5）
　粉唐辛子…0.5g（少々）
即席漬け
　白菜…20g
　きゅうり…20g
　塩…0.2g（ミニスプーン 1/5）
　酢…2g（小さじ 1/2）
　ゆず皮…0.2g
※（　）内は目安

作り方

鮭は水気をふいて、小麦粉、溶いた卵、パン粉を順につける。180℃の揚げ油で揚げ、千切りにしたキャベツとレモンを添える。
ごぼうとにんじんは千切りにして茹でる。ごま油でサッと炒め、調味料を加えて煮る。白菜ときゅうりを切って茹でこぼし、軽くしぼる。調味料で漬ける。

知っておきたい！
ポイント

・「鮭フライ」の中濃ソースは、フライにかけると使用量が多くなりやすいため、小皿に入れて添えます。
・「きんぴらごぼう」のごぼうとにんじんは、茹でこぼしして調理すると、少なめの調味料でも味がなじみます。茹でこぼすことで、カリウムも減らせます。
・「即席漬け」は、塩味が薄め（低塩）ですが、ゆずやしそ、ごまなどの香りで風味を補います。

立例２応用編］

藏にやさしい
アレンジ１

アレンジ後の全体摂取量
●エネルギー 583kcal　●たんぱく質 12.7g　●塩分 2.0g

鮭フライ（60g）　アレンジ　牡蠣フライ（20g × 3 ケ）

知っておきたい！
ポイント

・「鮭フライ」をたんぱく質の少ない食材の牡蠣に置き換え、「牡蠣フライ」とすることでたんぱく質を減らせます。ただ、牡蠣は塩分が多めのため、塩分摂取量が 0.6g 増えます。

腎臓にやさしい
アレンジ２

アレンジ後の全体摂取量
●エネルギー 610kcal　●たんぱく質 15.3g　●塩分 1.8g

鮭フライ（60g）　アレンジ　牡蠣（20g × 2 ケ）
鮭（20g）フライ

知っておきたい！
ポイント

・「鮭フライ」を「牡蠣と鮭のフライ」にすることで、たんぱく質を減らし、塩分摂取量の増加も抑えます。

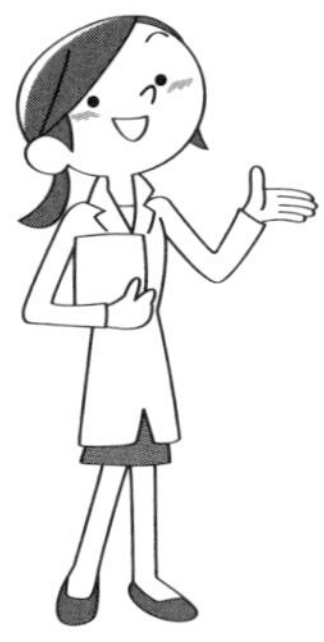

[献立例 3]

チキンピカタ　ポテトサラダ

●エネルギー 645kcal　●たんぱく質 17.1g　●塩分 1.8g　●カリウム 617mg

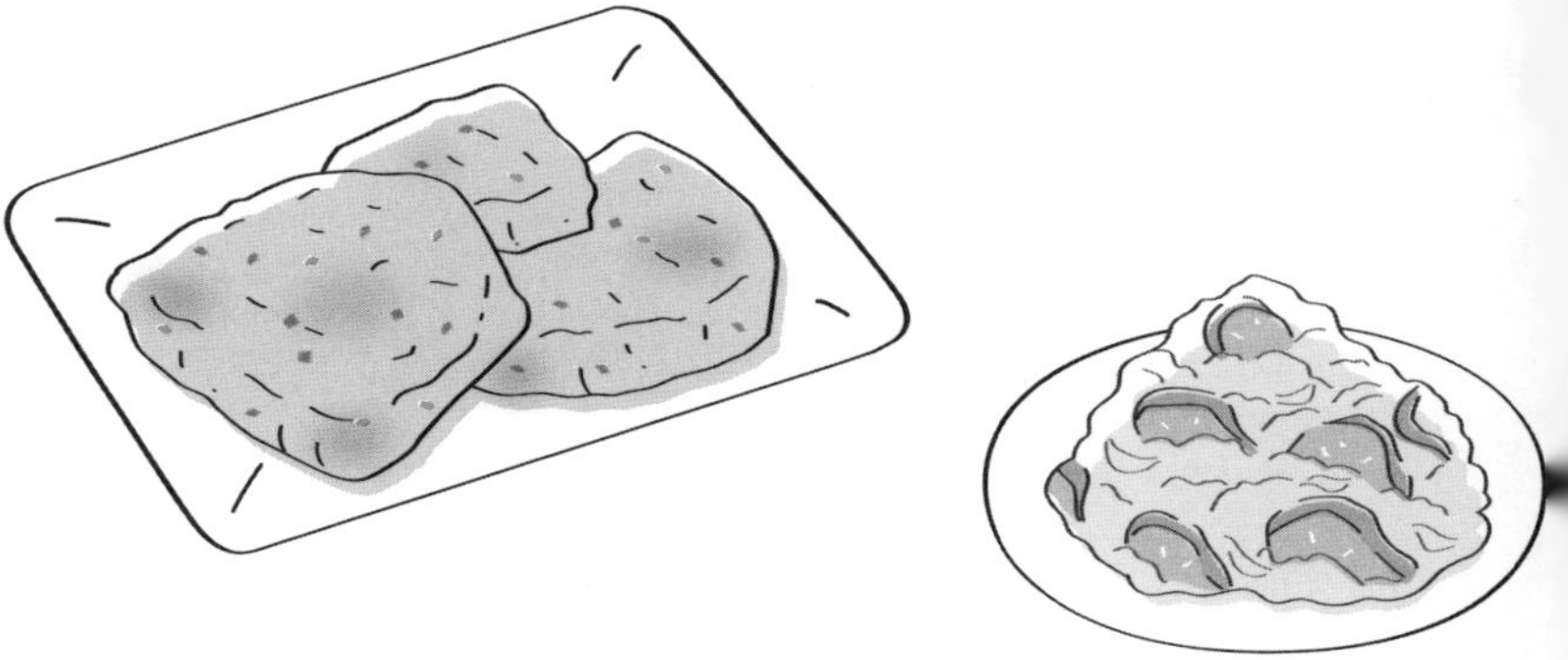

材料

ごはん…200g
チキンピカタ
　鶏もも…50g
　小麦粉… 5g（小さじ 1 ½）
　卵…10g（1/5 個）
　塩…0.5g（ミニスプーン 1/2）
　油…適量
　トマトケチャプ…15g
ゆで野菜
　もやし…30g
　にんじん…20g
ポテトサラダ
　じゃがいも… 50g
　きゅうり…20g
　玉ねぎ…10g
　塩…0.5g（ミニスプーン 1/2）
　マヨネーズ…10g（大さじ 1）

※（　）内は目安

作り方

鶏ももは水気をふいてそぎ切りにして小麦粉をまぶす。卵を溶いて塩を混ぜ、鶏もも肉をくぐらせて、中火で焼く。もやしと刻んだにんじんは、茹でて添える。じゃがいもは厚めのイチョウ切りにして茹でる。きゅうりと玉ねぎを薄く切り、塩でもんでしぼる。すべてをマヨネーズで和える。

知っておきたい！ポイント

・鶏肉には下味をつけず、卵液*に塩を加えると塩気を感じます。
・ポテトサラダは、じゃが芋をイチョウ切り、もしくは細かく切って茹でこぼししてから作ると、カリウムが減らせます。

*卵液：卵の白身と黄身をといて作った液。

立例３応用編]

臓にやさしい
アレンジ

アレンジ後の全体摂取量
●エネルギー 660kcal　●たんぱく質 16.3g　●塩分 1.8g
●カリウム 414mg

ポテトサラダ アレンジ 春雨サラダ

知っておきたい！
ポイント

・カリウム制限がある場合、「ポテトサラダ」を「春雨サラダ」にすることで大幅に減らせます。
　じゃがいも 50 g…エネルギー 38kcal　たんぱく質 0.8g
　　カリウム 205mg
　春雨（乾燥）15g（茹でると約 60g）…エネルギー 53kcal　たんぱく質 0g
　　カリウム 2mg
・春雨（乾燥）は 15g でエネルギー 53kcal・たんぱく質 0g・カリウム 2mg・塩分 0g、エネルギーも増やせるお勧めの食材です。茹でると約 4 倍になり、揚げ物・炒め物・煮物・和え物でボリュームをアップできます。

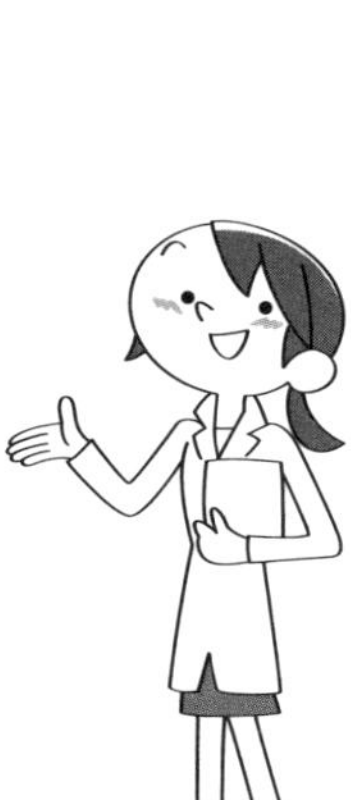

［献立例４］

味噌カツ　五色サラダ　生姜和え

●エネルギー 578kcal　●たんぱく質 20.2g　●塩分 1.9g

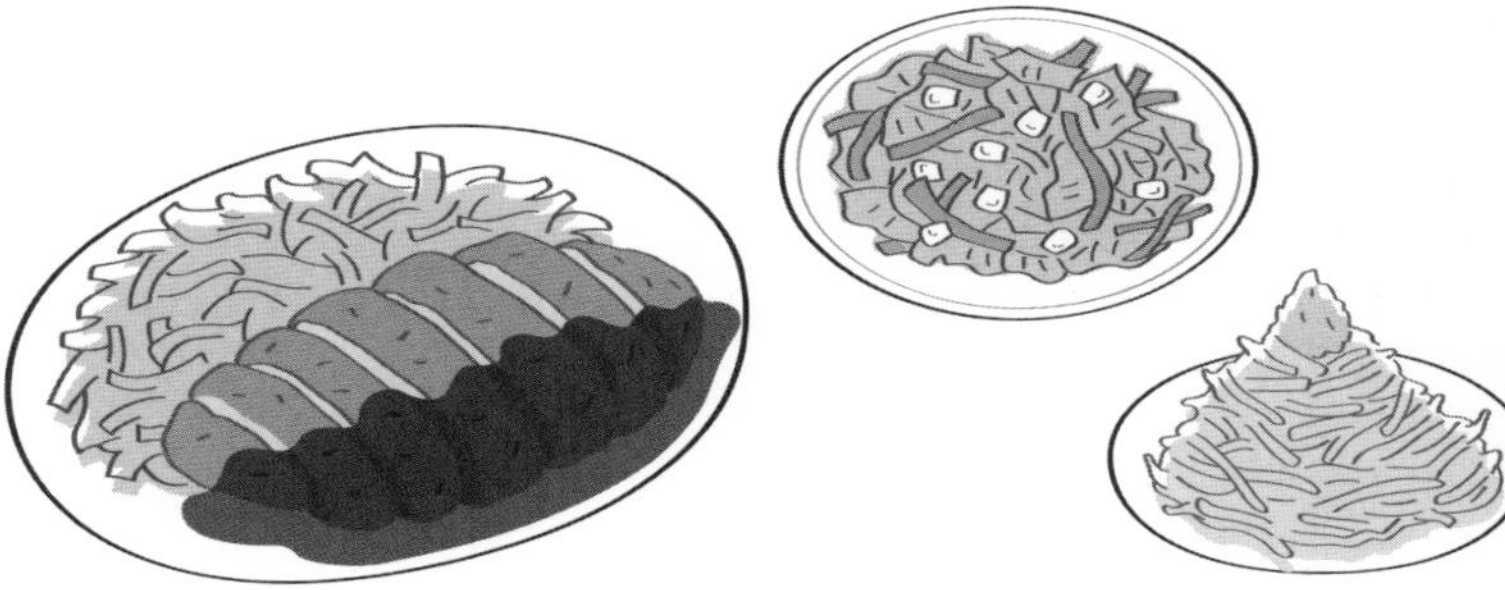

材料

ごはん…200g
味噌カツ
　豚ヒレ…50g
　こしょう…0.1g
　小麦粉…5g（小さじ２）
　卵…5g（1/10 個）
　パン粉…5g
　揚げ油…5g（吸収分）
　味噌…8g（大さじ 1/2）
　みりん…10g（大さじ 1/2）
　酒…1g（小さじ 1/5）
　ウスターソース…2g
　キャベツ…30g

五色サラダ
　レタス…10g
　にんじん…5g
　玉ねぎ…10g
　ホースラディシュ…5g
　スィートコーン缶詰め…10g
　フレンチドレッシング…5g（小さじ１）
しょうが和え
　もやし…20g
　しょうが…0.5g
　醤油…2g（小さじ 1/3）
　焼きのり…0.1g

※（　）内は目安

作り方

豚肉は水気をふいてこしょうをふる。小麦粉、溶いた卵、パン粉の順につけ、180℃の油で揚げる。鍋に味噌たれの調味料を合わせ、混ぜながら弱火にかける。千切りキャベツを添える。

野菜を切り、流水で洗う。水切りをしてドレッシングで和える。

もやしを茹でて絞り、しょうが醤油で和える。刻みのりをのせる。

知っておきたい！ポイント

・千切りキャベツやサラダの生野菜は、流水にさらすことでカリウムを減らせます。
・しょうが和えは薄味（低塩）にして、しょうがと焼きのりの香りで風味を補います。

献立例 4 応用編]

腎臓にやさしい
アレンジ 1

アレンジ後の全体摂取量
●エネルギー 645kcal　●たんぱく質 18.8g　●塩分 1.9g

豚ヒレ アレンジ→ 豚ロース

知っておきたい! ポイント

・「味噌カツ」に使う肉を豚ヒレから豚ロースに代えることで、たんぱく質を減らしエネルギー摂取を増やします。

腎臓にやさしい
アレンジ 2

アレンジ後の全体摂取量
●エネルギー 711kcal　●たんぱく質 16.3g　●塩分 1.9g

豚ヒレ アレンジ→ 豚バラ薄切り肉（ミルフィーユカツ）

知っておきたい! ポイント

・豚バラ薄切り肉を重ねて、1枚肉のようにして揚げるのが「ミルフィーユカツ」です。見た目が豚ヒレや豚ロースのカツと同じでも、エネルギー摂取を増やしてたんぱく質を減らせます。

同じ豚肉でも、これだけエネルギーとたんぱく質の摂取量が変わる!

豚ヒレ 50g	●エネルギー 65kcal	●たんぱく質 11.1g
豚ロース 50g	●エネルギー 132kcal	●たんぱく質 9.7g
豚バラ 50g	●エネルギー 198kcal	●たんぱく質 7.2g

[献立例 5]

ハンバーグ（牛豚合挽）

●エネルギー 679kcal　●たんぱく質 22.5g　●塩分 1.8g

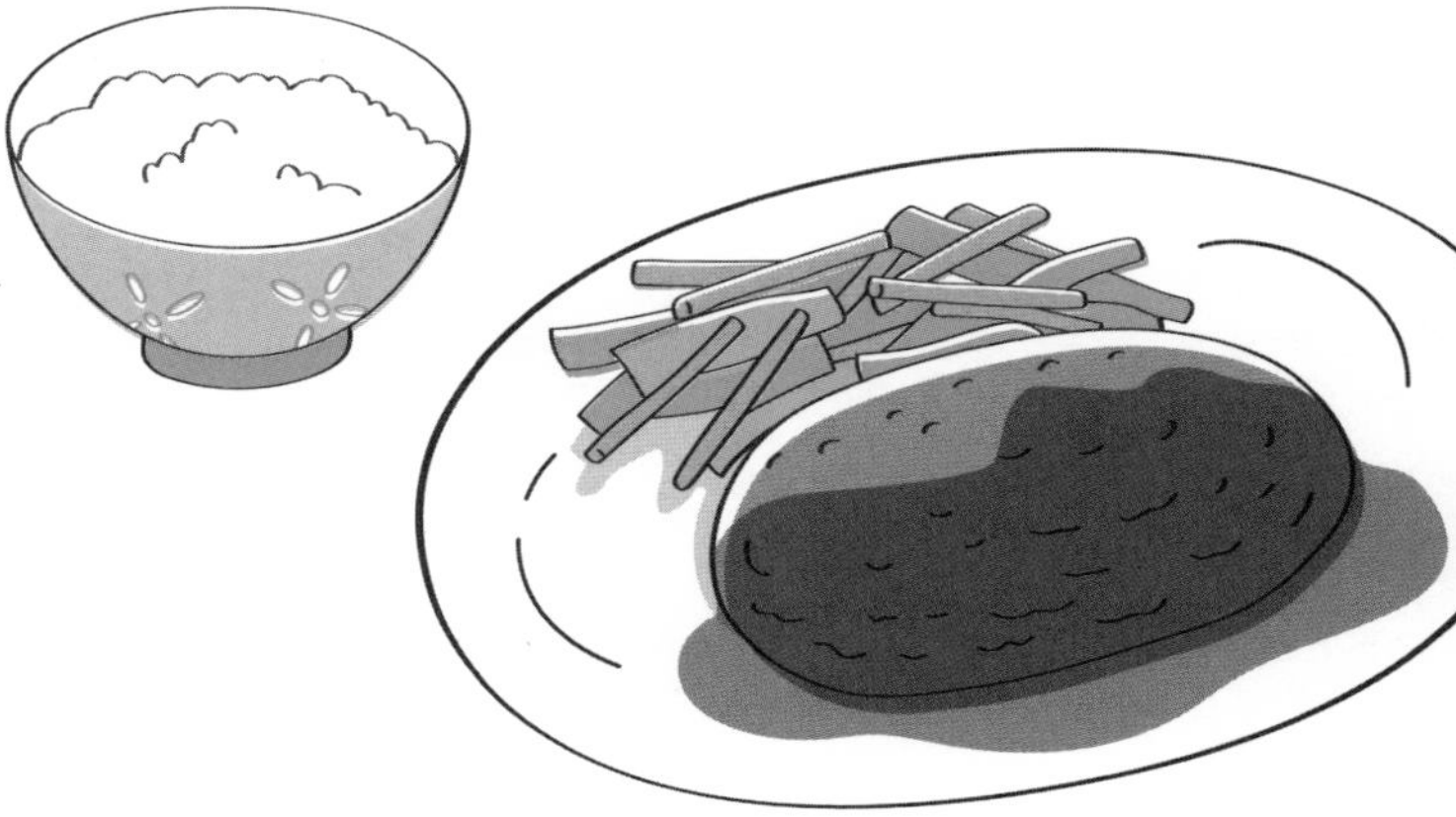

材料

ごはん…200g
ハンバーグ
　牛ひき肉…40g
　豚ひき肉…40g
　玉ねぎ…30g
　パン粉…3g
　卵…10g（1/5 個）
　塩…0.5g（ミニスプーン 1/2）
　こしょう…0.3g（少々）
　油…2g（小さじ 1/2）
　トマトケチャップ…6g
　中濃ソース…7g
　赤パプリカ…30g
　さやいんげん…30g
　油…2g（小さじ 1/2）
なすのごま酢和え
　なす…40g
　麺つゆ（3 倍濃縮）…6g（小さじ 1）
　ごま油…2 g（小さじ 1/2）
　酢…5g（小さじ 1）
　白ごま…1g（少々）

※（　）内は目安

作り方

玉ねぎを粗みじんにして、電子レンジで加熱する。牛ひき肉と豚ひき肉に玉ねぎ、塩、こしょう、パン粉、卵を加え、よく練り混ぜて成形する。油を熱したフライパンで焼き、色よく焼けたら裏返す。火を弱めて蓋をして中心まで火を通し、フライパンから出す。油を足して赤パプリカとさやいんげんを炒め、ハンバーグに添える。フライパンでトマトケチャップと中濃ソースを温めて、ハンバーグにかける。

なすを斜め切りにして、茹でてしぼる。麺つゆ、ごま油、酢を合わせ、ナスを和え、白ごまをかける。

[献立例 5 応用編]

腎臓にやさしい
アレンジ 1

アレンジ後の全体摂取量
●エネルギー 606kcal ●たんぱく質 18.1g ●塩分 1.7g

牛豚合挽 アレンジ➡ 牛豚合挽 ＋ 豆腐

材料

ハンバーグ
- 牛ひき肉…20g
- 豚ひき肉…20g
- 木綿豆腐…40g
- 玉ねぎ… 30g
- パン粉…3g
- 卵…10g（1/5 個）
- 塩…0.5g（ミニスプーン1/2）
- ごま…0.3g（少々）
- 油…2g（小さじ1/2）

知っておきたい!
ポイント

・ひき肉の量を半分にして、水切りした木綿豆腐を加え、ハンバーグを作ります。ひき肉で作ったハンバーグより、たんぱく質を 4.4g 減らせます。

腎臓にやさしい
アレンジ 2

アレンジ後の全体摂取量
●エネルギー 621kcal ●たんぱく質 17.9g ●塩分 1.7g

牛豚合挽 アレンジ➡ 牛豚合挽 ＋ おから

材料

ハンバーグ
- 牛ひき肉…20g
- 豚ひき肉…20g
- おから（生）…40g
- 玉ねぎ… 30g
- パン粉…3g
- 卵…10g（1/5個）
- 塩…0.5g（ミニスプーン1/2）
- こしょう…0.3g（ミニスプーン1/3）
- 油…2g（小さじ1/2）

知っておきたい!
ポイント

・ひき肉の量を半分にして替わりにおからを加え、ハンバーグを作ります。たんぱく質を 4.6g 減らし、食物繊維も多くなります。

2　主食のベースカロリーを比較する

　主食となるごはんやパンなどは、たんぱく質や塩分などの含有量がそれほど高くなくても、食べる量が多いために全体としての影響が大きくなります。１食分でどれぐらいの摂取量になるのか考えてみましょう。

［ごはん］

ごはんは、１食（200g）で必要エネルギーの半分以上が摂れ、塩分が0gという点が優れています。

ごはん 200g――　●エネルギー 336kcal　●たんぱく質 5.0g　●塩分 0g

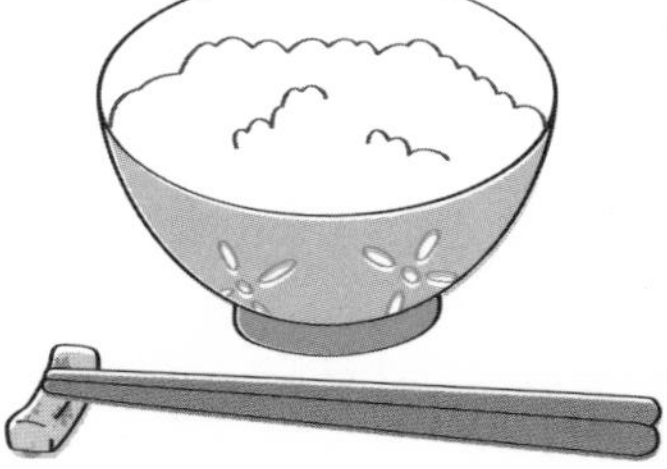

ごはん 200g の献立

エネルギー 591kcal　たんぱく質 22.8g　塩分 3.1g

ごはん…200g
焼き鮭
　塩鮭…50g（1/2切れ）
お浸し
　ほうれん草…70g
　醤油…4g（小さじ1/2）
かぼちゃの甘煮
　かぼちゃ…70g
　砂糖…8g（大さじ1）
　醤油…3g（小さじ1/2）
味噌汁
　生わかめ…2g
　木綿豆腐…30g
　味噌…10g（大さじ1/2）
　だし…0.5g
　　（ミニスプーン1/2）
　水…120g

作り方

わかめは2㎝弱、豆腐はさいの目に切る。小鍋に湯を沸かしてだしを入れ、わかめと豆腐も入れ、最後に味噌を溶く。

鮭を焼く。

ほうれん草は４～5㎝幅に切り、茹でてざるに取る。水にさらして絞り、醤油をかける。

かぼちゃを切り、小鍋に入れて一度茹でこぼす。調味料を加え、煮る。

ごはん応用編]

腎臓にやさしい
アレンジ1

アレンジ後の全体摂取量
●エネルギー 601kcal ●たんぱく質 19.9g ●塩分 1.9g

味噌汁 アレンジ みかん缶詰 80g

知っておきたい!ポイント
・味噌汁を抜いて果物缶詰を追加することで、塩分が下がります。

アレンジ1とは別に
腎臓にやさしい
アレンジ2

アレンジ後の全体摂取量
●エネルギー 597kcal ●たんぱく質 15.1g ●塩分 1.9g

ごはん アレンジ 低たんぱくごはん 200g

知っておきたい!ポイント
・「ごはん」を「低たんぱくごはん」に代えることで、エネルギーはそのままで、たんぱく質が下がります。

[食パン]

食パンはごはんに比べてエネルギーが低く、たんぱく質が多くなります。塩分も約1g含まれます。

食パン 90g—— ●エネルギー 234kcal ●たんぱく質 8.1g ●塩分 1.1g

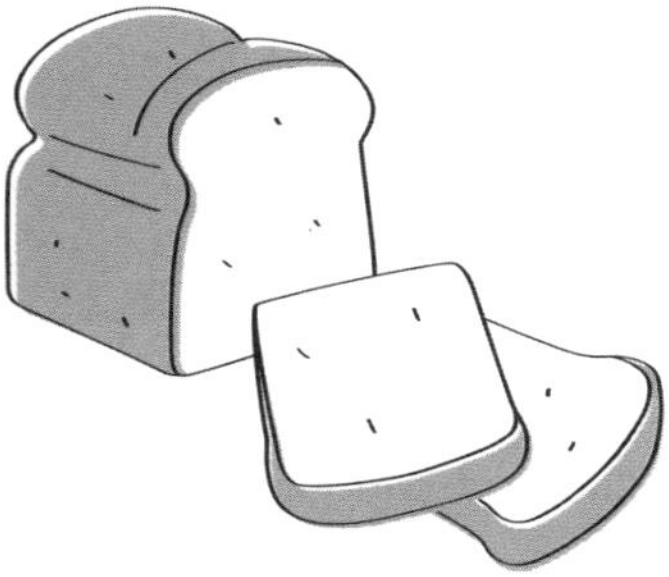

食パン(6枚切り×2枚)90gの献立
エネルギー 714kcal たんぱく質 22.2g 塩分 3.7g

トースト
食パン…90g
苺ジャム…10g
バター…10g
スープ
粉末コーンクリームスープ…17g(1袋)
水(湯)…120g(120ml)
目玉焼き&ウィンナー
卵…50g
ウィンナーソーセージ…40g(2本)
油…2g(小さじ1/2)
サラダ
きゅうり…50g(1/2本)
ミニトマト…30g(3ケ)
マヨネーズ…10g(大さじ1)
※( )内は目安

作り方
食パンを焼き、ジャムとバターを塗る。カップに粉末スープを入れ、湯を注ぎよく混ぜる。フライパンに油を熱し、卵とウィンナーを焼く。きゅうりをスライスし、ミニトマトを添えてマヨネーズを絞る。

知っておきたい！ポイント

・スープは塩分が 1.2g あります。必要に応じて、減塩タイプを選びましょう。
・洋食のおかずは油脂類が含まれるため、エネルギーが多いです。
・ウィンナー（20g）は２本で、塩分が 0.8g になります。塩分を減らすには、切れ目を入れて茹でます。

［食パン応用編］

腎臓にやさしいアレンジ１

アレンジ後の全体摂取量
●エネルギー 648kcal　●たんぱく質 21.1g　●塩分 2.5g

スープ アレンジ→ コーヒー（紅茶）

知っておきたい！ポイント

・スープをコーヒー（または紅茶）に代えることで、塩分を 1.2g 減らせます。
・エネルギーとたんぱく質の摂取量も減ります。
・さらに塩分を減らすには、ウィンナーに切れ目を入れて茹でます。

アレンジ１とは別に

腎臓にやさしいアレンジ２

アレンジ後の全体摂取量
●エネルギー 648kcal　●たんぱく質 13.5g　●塩分 1.5g

食パン アレンジ→ 低たんぱく食パン

知っておきたい！ポイント

・低たんぱく食パンに代えることで、エネルギーはそのままでたんぱく質と塩分を減らせます。

ノリアル

●エネルギー 354kcal
●たんぱく質 10.5g　●塩分 0.5g

材料

フルグラ…50g
牛乳…200g

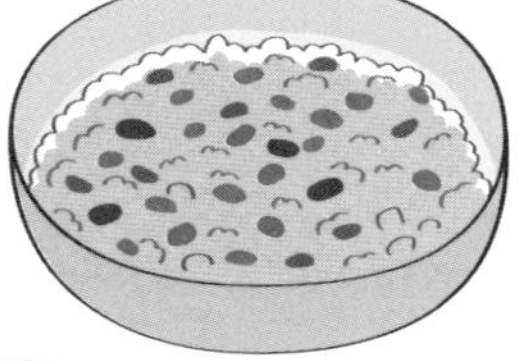

知っておきたい! ポイント

・食塩分 0.5g と、塩分を制限したいときに簡単な朝ごはんです。

お手軽 朝ごはん 6選

時間がない朝も、食事を抜かないことが大切です。サッと作れてしっかりエネルギーが補給できる便利な朝食メニューを紹介します。

磯辺巻き

●エネルギー 392kcal
●たんぱく質 7.3g　●塩分 2.0g

材料

餅…150g（3ケ）
麺つゆ（3倍濃縮）…20g
砂糖…5g　焼きのり…適宜

作り方

トースターで餅を焼き、砂糖を溶いた麺つゆをつけて海苔で巻く。
※どんぶりにお湯と餅を入れ、電子レンジで温めると柔らかく仕上がります。

知っておきたい! ポイント

・通常は醤油を使うが、麺つゆを使うことで、塩分を抑えています。

バター醤油餅

●エネルギー 512kcal
●たんぱく質 7.0g　●塩分 1.4g

材料

餅…150g（3ケ）
麺つゆ（3倍濃縮）…20g
バター…20g
焼きのり…適宜

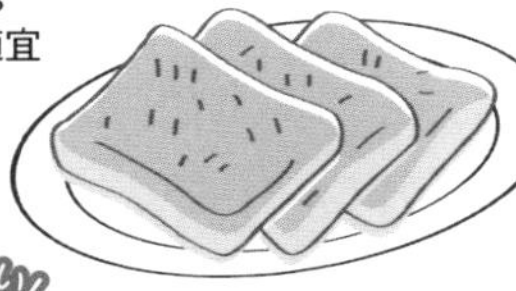

知っておきたい! ポイント

・焼いた餅にバター醤油をつけて、エネルギー摂取量を増やしています。
・バターに塩分が含まれるので、麺つゆの量を少なくします。

コッペパン1包
（ジャム＆マーガリン）（市販）

●エネルギー 496kcal
●たんぱく質 9.5g　●塩分 0.9g

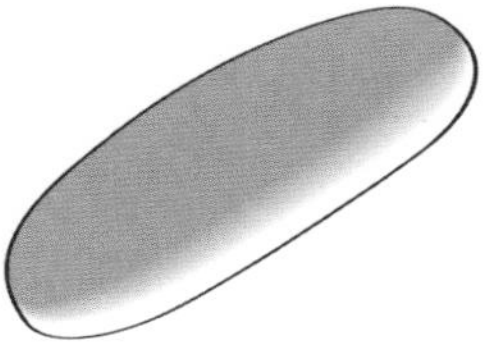

知っておきたい！ポイント

・市販の菓子パンは包装の栄養成分を確認して、なるべくエネルギーの高い物を選びます。

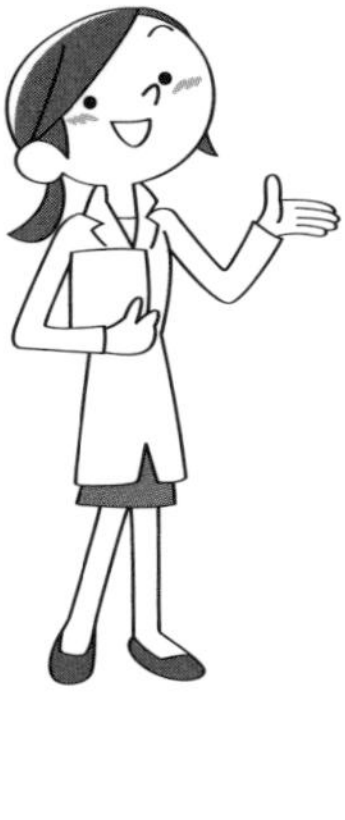

ミックスサンドイッチ1包
（市販）

●エネルギー 378kcal
●たんぱく質 13.4g　●塩分 1.9g

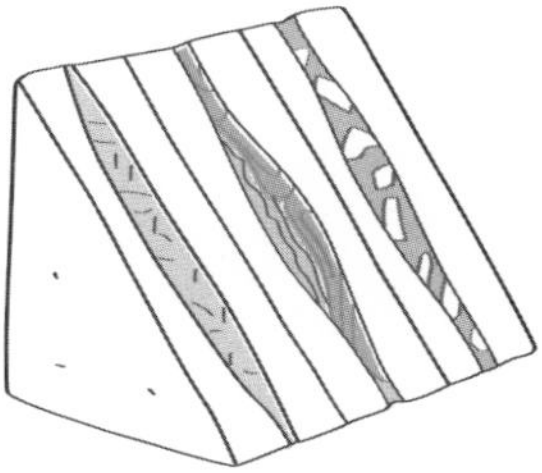

知っておきたい！ポイント

・エネルギー摂取量を増やすには、ゼリーなどのデザートを追加します。

おにぎり2コ 鮭＆梅
（市販）

●エネルギー 368kcal
●たんぱく質 7.8g　●塩分 2.0g

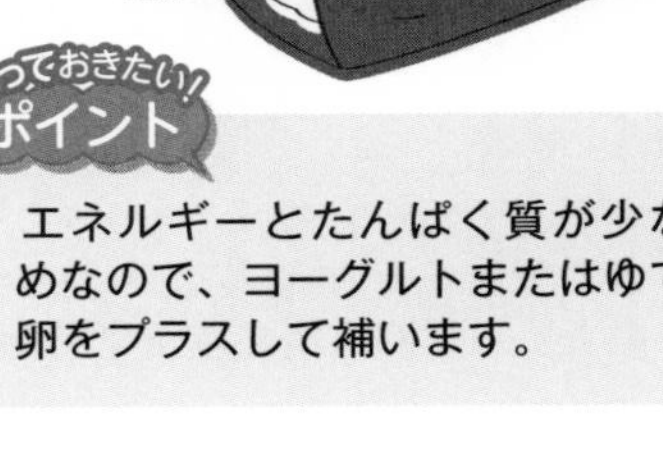

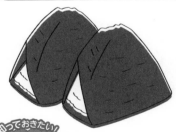

知っておきたい！ポイント

・エネルギーとたんぱく質が少なめなので、ヨーグルトまたはゆで卵をプラスして補います。

3）単一メニューを比較する

カレーライス、パスタ料理、丼物などの単一メニューは、栄養バランスを取るのが比較的難しいとされています。エネルギー、たんぱく質、塩分がどのように違うか比較し、上手な食べ方を考えましょう。

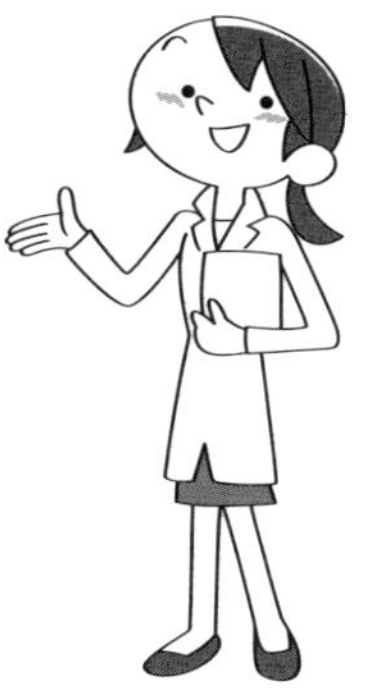

単品 MENU 1 カレーライス

■ 市販のカレールウで作るカレーライス

●エネルギー 640kcal　●たんぱく質 17.2g　●塩分 2.2g

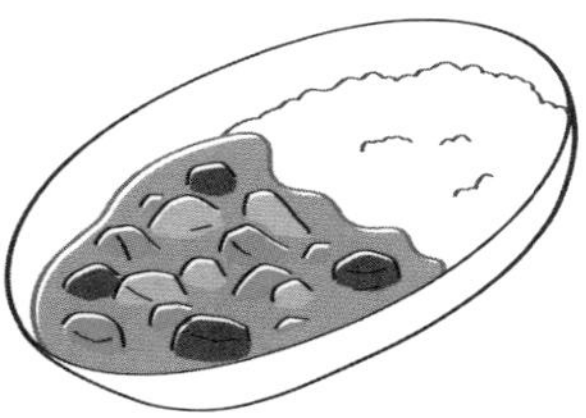

材料

ごはん
　ごはん…200g
カレー
　豚ロース…50g
　玉ねぎ…60g
　じゃがいも…40g
　にんじん…10g
油…2g
水…140g
カレールウ…20g（1人分）

作り方

鍋に油を入れ、切った肉と野菜を炒める。水を加えて煮る。最後に市販のカレールウを加える。

知っておきたい！ポイント

・市販のカレールウは、1人分（約 20g）で、エネルギー 100kcal、たんぱく質 1.5g、塩分 2.0 ～ 2.5g になります。塩分が多めですが、手作りのカレールーを使えば調整可能です。

■ 手作りカレールウを使ったカレーライス

●エネルギー 674kcal　●たんぱく質 17.5g　●塩分 1.7g

材料

ごはん
　ごはん…200g
カレー
　豚ロース…50g
　玉ねぎ…60g
　じゃがいも…40g
　にんじん…10g
油…2g
水…140g
カレールウ
　バター…10g
　小麦粉…10g
　カレー粉…3g
　トマトピューレ…5g
　ウスターソース …5g
　塩…1g

ルウの作り方

小鍋にバターを溶かし、小麦粉を茶色になるまで炒める。カレー粉、トマトピューレ、ウスターソース、塩を加える。

知っておきたい! ポイント

・カレールウを手作りすると、塩分調整が可能です。
　エネルギー 135kcal　たんぱく質 1.5g　塩分 1.6g
・作り方は市販カレールウと同様で、手作りのルウを使います。

■ レトルトカレー

●エネルギー 572kcal　●たんぱく質 11.6g　●塩分 2.6g

材料

ごはん
　ごはん…200g
レトルトカレー…200g

知っておきたい! ポイント

・レトルトカレーは、１袋 200g 前後のものが多いです。
・少なめを選びたい場合は、小ぶりな 180g、幼児用 50g などもあります。
・袋の栄養表示を確認して利用しましょう。

■ カレーパン

●エネルギー 385kcal　●たんぱく質 7.9g　●塩分 1.4g

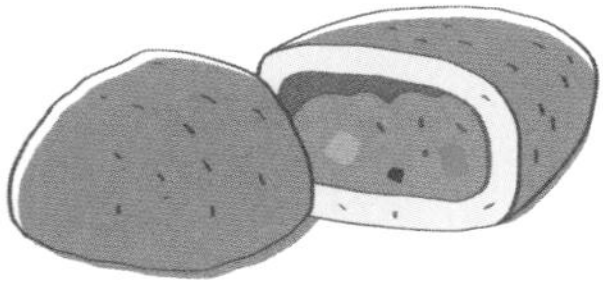

カレーパン…120g

・カレーパンは揚げてあるため、エネルギーが多いパンです。

■ 外食のカレーライス

●エネルギー700～900kcal　●たんぱく質10～20g　●塩分2.5～4.0g

・外食カレーのごはんの量は、250 ～ 300g あります。
・カレールウには小麦粉と油が使われているため、エネルギーと塩分の摂取オーバーになりがちです。お勧めは、「ハーフサイズ＋トッピング」の組み合わせです。

単品 MENU 2

パスタ

■ スパゲッティ（乾 100g）

●エネルギー 379kca　●たんぱく質 12.2g　●塩分 0g

知っておきたい！ポイント

・ごはん 200 g とほぼ同じエネルギーですが、たんぱく質は倍以上あります。
・パスタ料理とは、炭水化物（スパゲッティ）＋脂質（オリーブオイル）＋お好みの具材の組み合わせです。一皿で、高エネルギー・低たんぱく質・低塩の腎臓病食を作ることができます。
・一般的にスパゲッティを茹でるお湯に塩を加えますが、ソースで塩味を使いたいので使いません。

■ カルボナーラ

●エネルギー 949kcal　●たんぱく質 29.1g　●塩分 2.3g

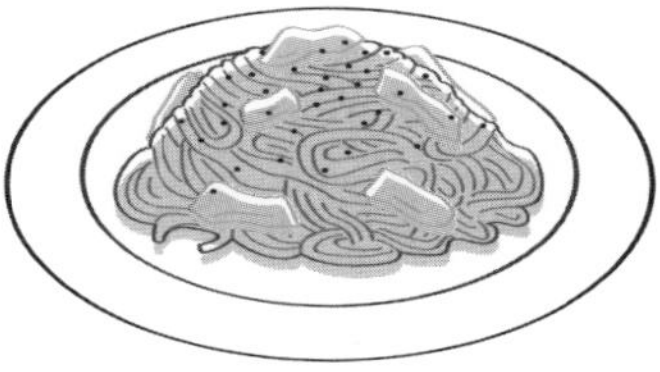

材料

スパゲッティ…100g
ベーコン…40g
塩… 1g
オリーブオイル…15g
白ワイン…15g

A
　卵黄…30g
　生クリーム…40g
　パルメ ザンチーズ…10g

作り方

鍋フライパンでオリーブオイルを熱し、ベーコンを炒めて塩、白ワインを加える。A を加え混ぜ、茹でたスパゲティを加え、手早く混ぜる。

知っておきたい！ポイント

・ベーコン、卵黄、パルメザンチーズと、たんぱく質の多い食品が３点入った、たんぱく質が多めのパスタ料理です。
・卵黄は 65～70℃で完全に固まるので、上記 A を加えたら手早く調理する。

■ ミートソース

●エネルギー 669kcal　●たんぱく質 20.8g　●塩分 1.8g

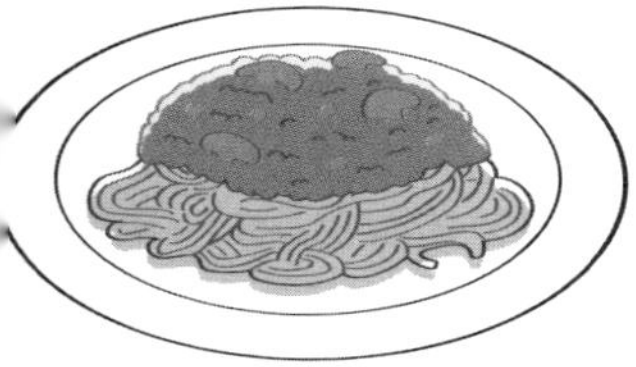

材料

スパゲッティ…100g
牛ひき肉…40g
にんじん…30g
玉ねぎ…50g
セロリ…20g
マッシュルーム…10g
オリーブオイル…5g

A
トマト缶詰…30g
トマトケチャプ…15g
塩…1g
こしょう…0.5g
バター…10g

作り方

スパゲッティは、たっぷりの湯で茹でる。オリーブ油を熱したフライパンで、牛ひき肉とみじん切りにした野菜を炒める。A を加えて煮て、最後にバターを溶かして風味をつける。

知っておきたい！ポイント

ミートソースはまとめて作り、小分けして冷凍しておくと重宝します。

■ ナポリタン

●エネルギー 612kcal　●たんぱく質 20.3g　●塩分 1.9g

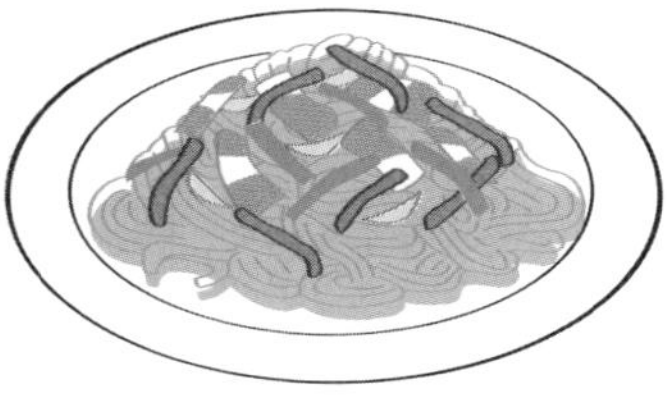

材料

スパゲッティ…100g
オリーブ油…5g
玉ねぎ…50g
にんじん…20g
ピーマン…20g
ベーコン…40g
トマトケチャプ…30g
バター…5g

作り方

スパゲッティはたっぷりの湯で茹でる。オリーブ油を熱したフライパンで、食べやすく切った野菜とベーコンを炒める。トマトケチャップとバターを加え、スパゲティを合わせる。

知っておきたい！ポイント

・炒めるだけで、手軽に作れます。

■ ボンゴレ

●エネルギー 578kcal　●たんぱく質 20.4g　●塩分 2.2g

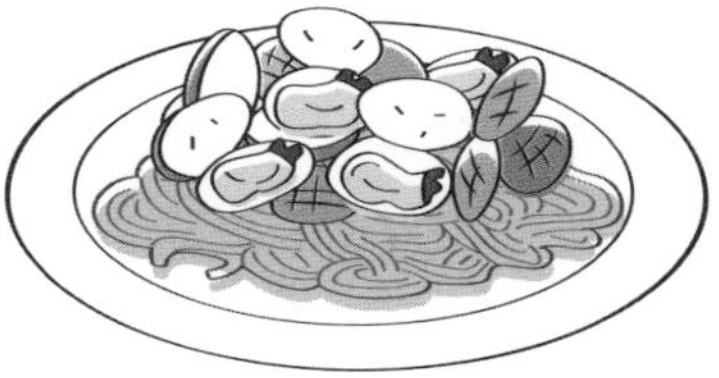

材料

スパゲッティ…100g
あさり…100g
ニンニク…0.5g
唐辛子…0.5g
白ワイン…15g
オリーブオイル…15g
あさつき…15g

作り方

スパゲッティはたっぷりの湯で茹でる。あさりは殻をこすり合わせて洗う。フライパンでオリーブ油とにんにく、唐辛子を入れて熱し、白ワインとあさりを入れて蓋をする。あさりの口が開いてきたらスパゲティを入れ、火を止めて刻んだあさつきを散らす。

知っておきたい！ポイント

・殻付きあさり 250g（正味 100g）に、塩分は 2.2 g 含まれます。
・調味で塩分は足さずに、あさりとあさつきの香りでいただきます。

■ スパゲッティ＋市販のパスタソース

●エネルギー 500kcal　●たんぱく質 16.8g　●塩分 2.0g

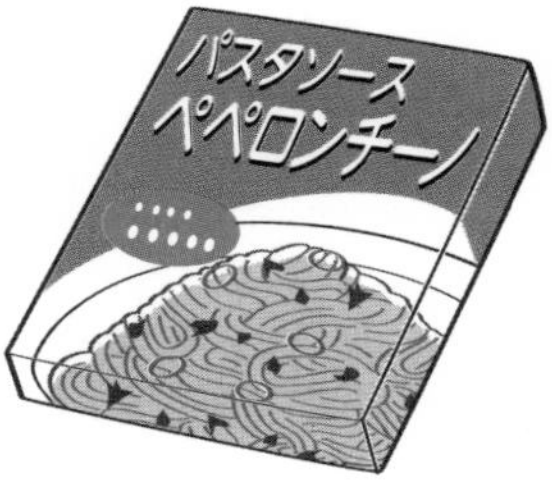

材料

スパゲッティ…100g
パスタソース…120g

知っておきたい！ポイント

・市販のレトルトパスタソース１袋（120 ～ 150g）には、塩分２～ 3g が含まれます。

■ 冷凍スパゲッティ（1 人前 270 ～ 300 g）

●エネルギー 350 ～ 550kcal　●たんぱく質 12.0 ～ 17.0g　●塩分 1.8 ～ 3.5g

■ 外食のスパゲッティ

●エネルギー 600 ～ 900kcal　●たんぱく質 15 ～ 45g　●塩分 3.5 ～ 8.0g

知っておきたい！ポイント

・外食パスタは、塩分が多く注意が必要です。

単品 MENU 3

店屋物

■ 牛丼

●エネルギー 685kcal　●たんぱく質 16.6g　●塩分 2.3g

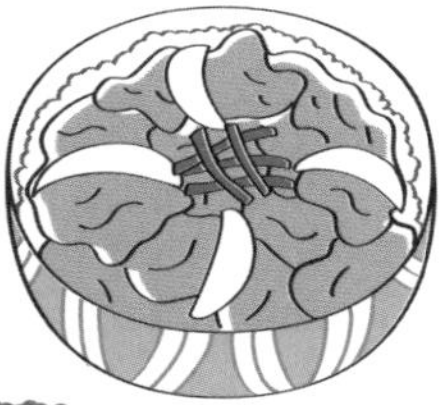

材料

ごはん…250g
牛バラスライス… 60g
玉ねぎ…50g
砂糖… 3g
醤油…15g
水…適宜

知っておきたい！ポイント

・チェーン店の牛丼並盛は、ごはん 250 ～ 260g、肉 60g、玉ねぎ 40g。大盛りで、ごはん 320 ～ 330g、肉 80g 程度が多いです。
・牛丼は並盛にし、つゆだくはやめてください。
・味噌汁 1 杯で塩分 1.8 ～ 2.0g、お新香 1 皿は塩分 1.3 ～ 2.0g あります。
・卵を加えるとたんぱく質がオーバーします。
・味噌汁やお新香、卵などがついたセットはやめます。

■ 中華丼

●エネルギー 650kcal　●たんぱく質 22.6g　●塩分 2.8g

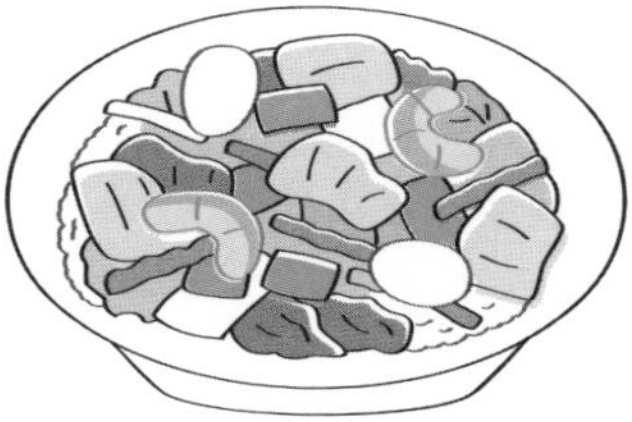

材料

ごはん…250g
えび…20g
いか…20g
豚ロース…40g
うずら卵水煮…10g
白菜…40g
にんじん…10g
筍（茹で）…10g
玉ねぎ…10g
さやえんどう…5g
油…5g
塩…2.5g
片栗粉（水溶き片栗粉用）…4g

知っておきたい！ポイント

・中華丼はたくさんの食材が使われます。
・エビやイカなどの魚介類や、豚肉・うずら卵など、たんぱく質が豊富。
・個々の量は少なくても、高たんぱくな食材の組み合わせによって、全体のたんぱく質量が多くなります。

■ 親子丼

●エネルギー 637kcal　●たんぱく質 22.2g　●塩分 2.3g

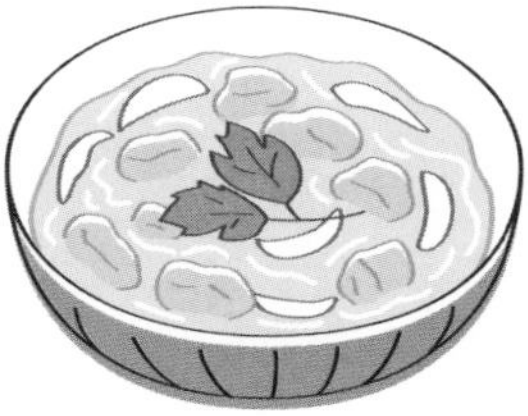

材料

ごはん…250g
鶏もも肉…50g
玉ねぎ…50g
麺つゆ（３倍濃縮）…20g
水…適宜
卵…50g

知っておきたい！ポイント

・鶏肉と卵を使うので、たんぱく質が多くなります。
・鶏肉 50g を油揚げ 25g（１枚）に変えて「あぶ玉丼」にすると、エネルギーはそのままでたんぱく質は 20g 以下にできます。

■ かつ丼

●エネルギー 938kcal　●たんぱく質 35.2g　●塩分 3.2g

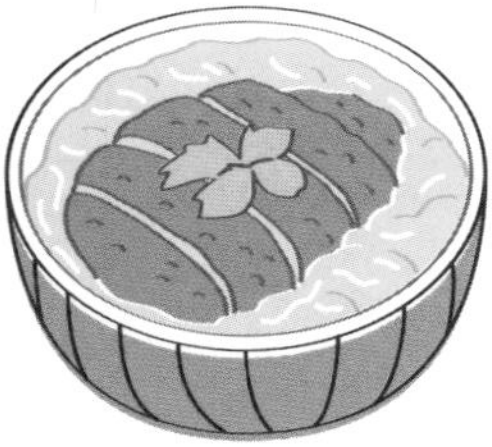

材料

ごはん…250g
豚カツ（豚ロース）…100g
玉ねぎ… 50g
麺つゆ… 20g
水…適宜
卵…50g

知っておきたい！ポイント

・かつ丼は、塩分・たんぱく質ともに多くなります。
・1/2 量またはミニかつ丼にして、デザートにゼリーをつければ、エネルギーを上げられます。

■ 炒飯

●エネルギー 621kcal　●たんぱく質 19.4g　●塩分 2.8g

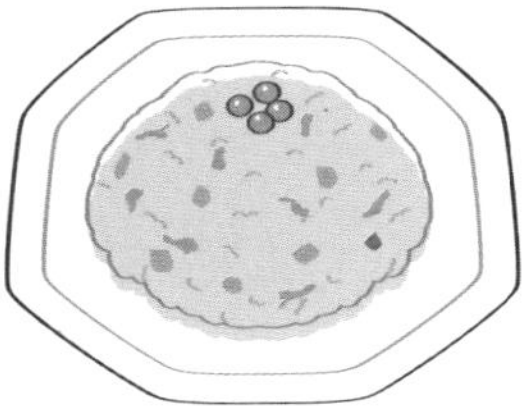

材料

ごはん…250g
油…6g
卵… 50g
焼き… 30g
グリンピース…10g
中華だし…4g

知っておきたい！ポイント

・スープやザーサイなどがつくセットは塩分が多くなりやすいので、単品で注文するか、スープは具のみ食べます。
・「あんかけ炒飯」は、「あん」にも塩分が含まれ、塩分が多くなります。

■ 幕ノ内弁当

●エネルギー 704kcal　たんぱく質 27.5g　塩分 4.1g

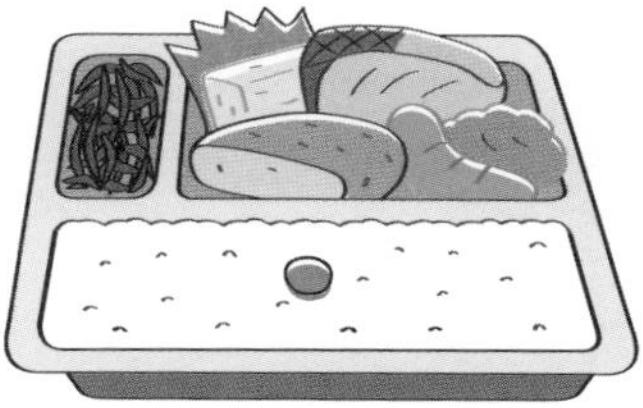

材料

ごはん…200g
白ごま…3g
塩鮭…50 g（1/2 切れ）
唐揚げ…20g（１ケ）
卵焼き…10g（１切れ）
コロッケ…30g（1/2）
ウインナー…25g（１本）
ひじき煮物…15g
梅干し…10g

知っておきたい！ポイント

・鮭、唐揚げ、卵焼き、ウィンナーと、たんぱく質の多いお弁当です。
・梅干し、漬物、ふりかけ、別添えの醤油、ソースなどを残すことで、塩分を抑えましょう。

■ 天ぷらうどん

●エネルギー 448kcal　たんぱく質 21.8g　塩分 6.0g

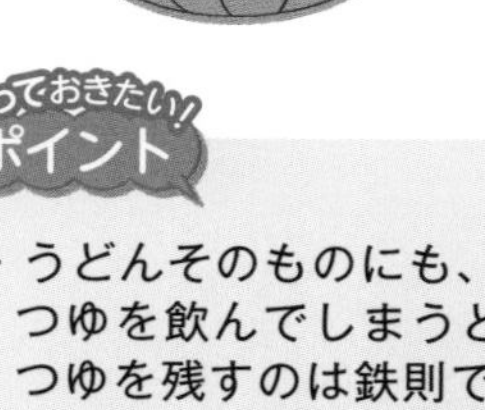

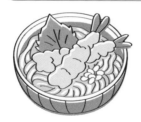

材料

ごはん…250g
豚カツ（豚ロース）…100g
玉ねぎ… 50g
麺つゆ… 20g
水…適宜
卵…50g

知っておきたい！ポイント

・うどんそのものにも、１玉 250g で約 1.0g の塩分が含まれているので、つゆを飲んでしまうと塩分の摂りすぎになります。麺類を食べる時は、つゆを残すのは鉄則です（家庭で作る場合は、１玉 200g・エネルギー 260kcal・たんぱく質 6.4g・食塩０ｇのうどんも市販されています）。
・天ぷらは、野菜のかき揚げがたんぱく質少なく、お勧めです。
・野菜天ざるにすると、エネルギー・たんぱく質・塩分が調節しやすいです。

■ 握り寿司

●エネルギー633kcal　たんぱく質35.6g　塩分3.6g ＋ 醤油の塩分2.9g

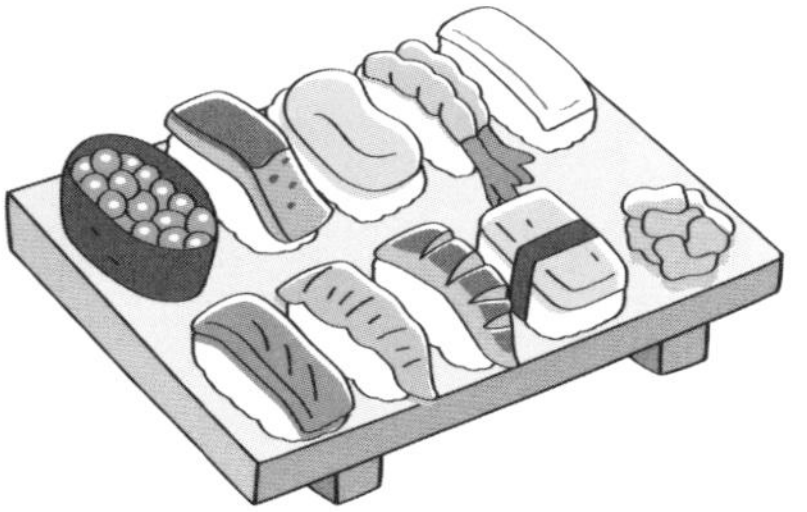

材料

ごはん…200g
寿司酢…10g
鯵…15g
イクラ…15g
しめ鯖…15g
ほたてがい…15g
甘えび…15g
いか…15g
まぐろ（赤身）…30g
まぐろ（とろ）…15g
厚焼き玉子…20g
甘酢生姜…10g
＋醤油…20g

知っておきたい！ポイント

・しゃりは1個分で約20gです。一人前10～12貫で、ごはん200g。
・酢飯200～250gで塩分が2.4g。ネタの魚の塩分が1.2g。醤油大さじ1杯（約20g）で、塩分2.9gになります。
・味噌汁や茶わん蒸しなどを追加すると、塩分過剰になってしまいます。
・たんぱく質の摂り過ぎを防ぐには、寿司6～7個を目安にし、不足するエネルギーは一口羊羹などデザートで補うのがおすすめです。

透析患者のためのレシピの立て方

透析を受けている患者さんの食事は、ほかのステージのときの食事と同様に制限がありますが、少し異なることもあります。

透析は、ほとんど働くことのできなくなった腎臓の代わりに余分な水分や塩分、老廃物などを取り除く処置です。しかし、完全に腎臓の機能の代わりができるわけではありません。たんぱく質や塩分など、制限の厳しいステージ４の治療食よりも少しゆるやかになる場合もありますが、食事が治療の一環であることに変わりはありません。透析スケジュールに合わせて水分をコントロールしたり、体力を使う透析に耐えて体を維持するために、エネルギー不足に気をつける必要もあります。

患者さんの状態と透析の種類などに合わせて、医師や管理栄養士から「エネルギー」「たんぱく質」「塩分」「水分」「カリウム」について指示があるので、それらを守ってレシピを立てましょう。

透析患者の食事で注意すべき点

透析を受けている患者さんのレシピを立てるときに必要な、「エネルギー」「たんぱく質」などの注意点と、そのコツを紹介します。

❶ エネルギー　30 ~ 35kcal/kg/ 日　＊標準体重に対して
・ご飯・パンなど主食を十分食べる
・油を使った料理を作る（例　揚げ物・炒め物・洋風料理）
・マヨネーズ・ドレッシングを使う
・主食で十分に食べられない時は間食で補う

❷ たんぱく質　0.9 ~ 1.2g/kg / 日
・過剰摂取は高リン血症につながるので注意
　リン摂取推定量　たんぱく質（g）摂取量× 15mg

❸ 塩分　6g/ 日未満に
・調味料・加工食品・練り製品の塩分に注意する
・香辛料を利用する（例　カレー粉・辛子・わさび・こしょう）
・調味料はかけるより、小皿に出してつけて食べる

❹ 水分　透析と透析の間の体重増加目標は、中 1 日 3%以内
　中 2 日 5%以内
・飲水量の目安　ドライウェイト（kg）× 15ml　＋　尿量
・気づかぬうちに水分摂取しやすいもの
　食品に含まれる水（例　豆腐・野菜）
　調理の水（例　鍋物・汁物・麺類）
　うがいの水
　薬を飲むお水

❺ カリウム　2000mg / 日以下
・カリウムは水に溶けるため、茹でこぼし・洗浄により調理前の約 1/5 ~ 1/2 に減少

献立の立て方

献立については、「主食」→「主菜」→「副菜１」→「副菜２」の順に決めていくと立てやすくなります。量の多い主食から決め、主菜、副菜で足りない栄養素、多すぎる栄養素などがないよう調整するのです。それぞれを決める際に注意すべき点を挙げます。

❶ 主食（ご飯・パン・麺・餅）を決めます

○ご飯・炒飯・サンドイッチ

×お粥・お茶漬け・素麺・煮込みうどん

エネルギーが少なめで、水分摂取が多くなりやすいので注意しましょう。

❷ 主菜（肉・魚・卵）を選びます

○炒め物・揚げ物

×鍋物・煮物・汁物

エネルギーが少なめで、水分と塩分の摂取量が多くなりやすいので注意しましょう。

❸ 副菜１を選びます

野菜は、１食 80g を目安にします。

○サラダ・ナムル・炒め物・素揚げ

×鍋物・煮物・汁物

❹ 副菜２を選びます。

芋・豆・果物のどれか１つ選びましょう。

○生果物の目安

100 g / 日・果物缶詰でシロップを切るとカリウム摂取量を下げられます。

×干し芋・焼き芋・干し柿・干しレーズンなど

干したものはカリウムが多いので注意しましょう。

＊エネルギー不足の方は、和菓子（例　羊羹・お団子・饅頭）の間食をおすすめします。間食時のお茶の量は、飲水量に含まれます。

＊糖尿病合併症の方は、栄養指示量が主治医より示されます。

身体活動レベル１の人のエネルギーとたんぱく質について

献立を立てるときに必要な身体活動レベル１の人のエネルギーとたんぱく質の量は、下記の計算式によります。
※身体活動レベル１＝生活の大部分が座位だが、立位・歩行軽運動が１日３～５時間程度あり

① 身長 165㎝　体重 65㎏　標準体重 59.9㎏

指示エネルギー ＝ 標準体重（kg） × 30～32kcal

59.9 × 30～32 ≒ 1797～1917kcal

指示たんぱく質 ＝ 標準体重（kg） × 1.0g

59.9 × 1.0g ≒ 59.9g

② 身長 150㎝　体重 50㎏　標準体重 49.5㎏

指示エネルギー ＝ 標準体重（kg） × 30～32kcal

49.5 × 30～32 ≒ 1485～1584kcal

指示たんぱく質 ＝ 標準体重（kg） × 1.0g

49.5 × 1.0g ≒ 49.5g

※指示エネルギー、指示たんぱく質は、それぞれ主治医から指示されるエネルギーとたんぱく質のことです。

献立例 1

❶ の方のための献立
エネルギー 1878kcal　たんぱく質 63.3g　塩分 6.0g

❷ の方のための献立
エネルギー 1525kcal　たんぱく質 49.1g　塩分 4.9g

朝　食

❶ の方の献立

トースト
食パン…80g（5 枚切 1 枚）
苺ジャム…10g

目玉焼き
卵…50g
油…2g

サラダ（生野菜）
きゅうり…20g
トマト…20g
レタス…30g
フレンチドレッシング…10g

紅茶
紅茶（浸出液）…150g
砂糖…5g

❷ の方の献立

トースト
食パン…60g（6 枚切 1 枚）
苺ジャム…10g

目玉焼き
卵…50g
油…2g

サラダ（生野菜）
きゅうり…20g
トマト…20g
レタス…30g
フレンチドレッシング…10g

紅茶
紅茶（浸出液）…150g
砂糖…5g

作り方
食パンは焼いて、苺ジャムをつける。
油を熱したフライパンで卵を焼く。
きゅうり、トマト、レタスは食べやすい大きさに切り、フレンチドレッシングをかける。

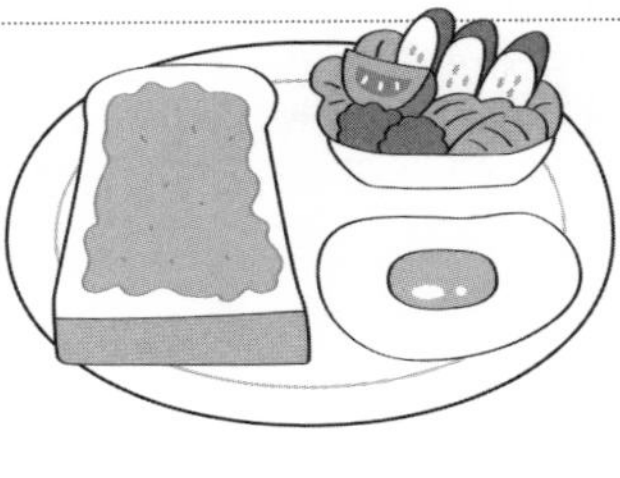

昼食

❶ の方の献立

ご飯
白飯…180g

豚カツ 1/2 枚＆
牡蠣フライ２ケ
豚ロース肉…60g
牡蠣…20g × 2
小麦粉…10g
卵…10g
パン粉…10g
揚げ油（吸収分）…10g
千切りキャベツ…20g
中濃ソース…15g（小さじ 2）

ごま和え
ほうれんそう…60g
にんじん…10g
醤油…6g
砂糖…4g
すりごま…1g

❷ の方の献立

ご飯
白飯…150g

豚カツ 1/2 枚
（牡蠣フライ２個に交換可）
豚ロース肉…60g
小麦粉…5g
卵…5g
パン粉…5g
揚げ油（吸収分）…5g
千切りキャベツ…20g
中濃ソース…15g（小さじ 2）

ごま和え
ほうれんそう…60g
にんじん…10g
醤油…6g
砂糖…4g
すりごま…1g

作り方

豚ロース肉に小麦粉をまぶし、溶いた卵、パン粉の順につけて油で揚げる。千切りキャベツとソースを添える。
ほうれんそうは長さ４cm に、にんじんも同じくらいの千切りにして、サッと茹でる。調味料とすりごまを合わせ、野菜を和える。

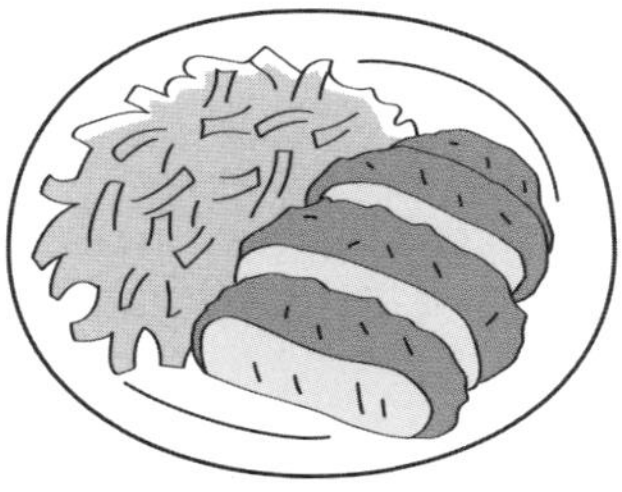

夕　食

❶ の方の献立

ご飯
白飯…180g

鰤《ぶり》の照り焼き 小１切れ
鰤…80g
油…少々（1g）
醤油…8g（大さじ1/2）
砂糖…4g（小さじ１）
しょうが…1g（少々）

ポテトサラダ
じゃがいも…60g
きゅうり…10g
にんじん…5g
玉ねぎ…5g
マヨネーズ…10g
（大さじ１）
塩…0.3g
（ミニスプーン1/4）

酢の物
なす…60g
ごま油…2g（小さじ1/2）
酢…4g（小さじ１）
塩…0.2g
（ミニスプーン1/6）

りんご
りんご 100g（1/2個）

※（　）内は目安

❷ の方の献立

ご飯
白飯…150g

鰤の照り焼き 小2/3切れ
鰤…50g
油…少々（0.6g）
醤油…6g（小さじ１）
砂糖…3g（小さじ１）
しょうが…0.5g（少々）

ポテトサラダ
じゃがいも…60g
きゅうり…10g
にんじん…5g
玉ねぎ…5g
マヨネーズ…10g
（大さじ１）
塩…0.3g
（ミニスプーン1/4）

酢の物
なす…60g
ごま油…2g（小さじ1/2）
酢…4g（小さじ１）
塩…0.2g
（ミニスプーン1/6）

りんご
りんご 100g（1/2個）

※（　）内は目安

作り方

油を熱したフライパンで鰤を焼く。両面が焼けたら、醤油、砂糖、しょうがを入れて煮絡め、水分を飛ばす。
じゃがいもは薄めのいちょう切りにしてゆでる。きゅうりとにんじん、玉ねぎは薄く切り、塩でもんでしぼる。すべてをマヨネーズで和える。
なすはくしがたに切り茹でて、合わせておいた調味料で和える。

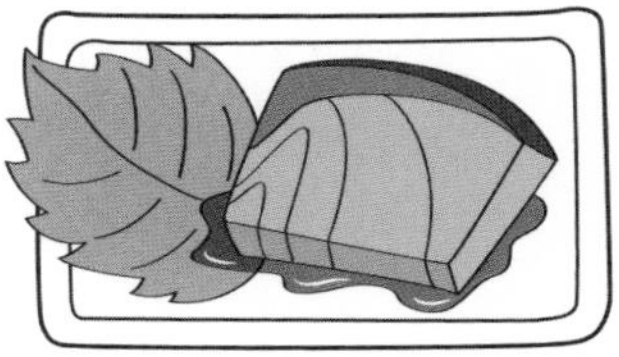

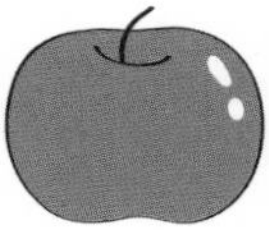

2

❶ の方のための献立
エネルギー 1867kcal　たんぱく質 58.7g　塩分 5.9g

❷ の方のための献立
エネルギー 1481kcal　たんぱく質 50.9g　塩分 5.1g

朝　食

❶ の方の献立

ご飯
白飯…180g

納豆
納豆…50g
麺つゆ…5g（小さじ 1）
長ネギ…少々（5g）

ナムル
ほうれんそう…70g
ごま油…6g（小さじ 1 ½）
塩…1g（少々）

❷ の方の献立

ご飯
白飯…150g

納豆
納豆…50g
麺つゆ…5g（小さじ 1）
長ネギ…少々（5g）

ナムル
ほうれんそう…70g
ごま油…6g（小さじ 1 ½）
塩…1g（少々）

作り方
納豆を混ぜ、麺つゆと刻んだ長ネギを合わせる。
ほうれんそうは長さ 4 cm に切って茹で、ごま油と塩で和える。

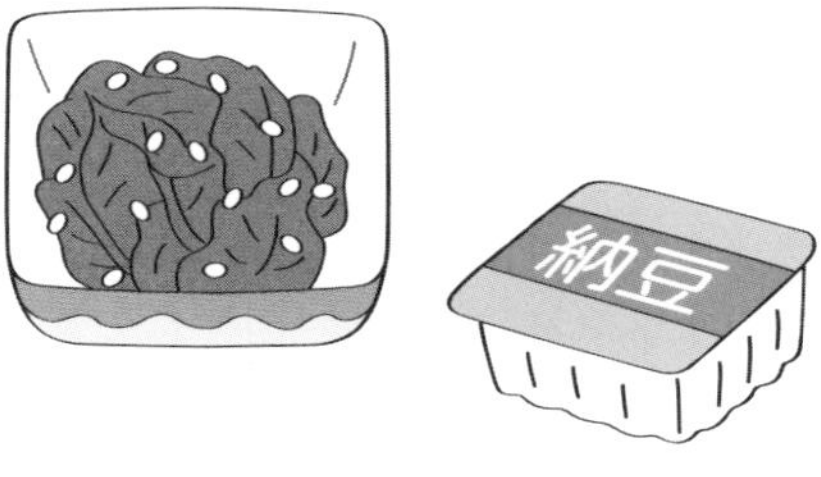

昼　食

❶ の方の献立

チキンライス
白飯…180g
ピーマン…10g
にんじん…10g
塩…0.8g（少々）
鶏もも肉…60g
油…6g（小さじ１½）
トマトケチャップ…20g（大さじ１）

マリネ
だいこん…40g
きゅうり…20g
寿司酢…7g（小さじ１½）
オリーブ油…4g（小さじ１）

みかん
みかん…１個（80g）

❷ の方の献立

チキンライス 2/3
白飯…135g
ピーマン…7.5g
にんじん…7.5g
塩…0.6g（少々）
鶏もも肉…45g
油…4.5g（小さじ１）
トマトケチャップ…15g（大さじ5/6）

マリネ
だいこん…40g
きゅうり…20g
寿司酢…7g（小さじ１½）
オリーブ油…4g（小さじ１）

みかん
みかん…１個（80g）

作り方

ピーマンとにんじん、鶏肉は角切りにしておく。油を熱したフライパンで鶏肉を炒め、ピーマンとにんじんも加える。しんなりしてきたら白飯を加え、トマトケチャップで調味する。

だいこん、きゅうりは千切りにして、寿司酢とオリーブ油で和える。

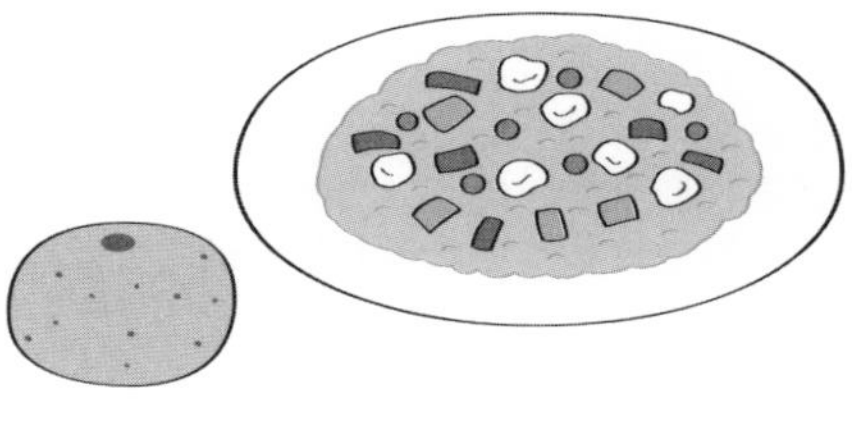

夕 食

❶ の方の献立

ご飯
白飯…180g

刺し身
ミナミマグロ赤身…25g（1 切れ）
ミナミマグロ トロ…25g（1 切れ）
帆立て貝…20g（1 切れ）
醤油…10g（小さじ 1 ½）
わさび…3g（少々）

天ぷら　3 種類
海老…15g
にんじん…10g
いんげん…10g
オクラ…20g
かぼちゃ…20g
生椎茸…20g

衣
小麦粉…20g（大さじ 2）
卵…20g
水…適宜
揚げ油（吸収分）…20g
麺つゆ…20g

※（　）内は目安

❷ の方の献立

ご飯
白飯…150g

刺し身
ミナミマグロ赤身…25g（1 切れ）
ミナミマグロ トロ…25g（1 切れ）
帆立て貝…20g（1 切れ）
醤油…10g（小さじ 1 ½）
わさび…3g（少々）

天ぷら　3 種類
海老…15g
にんじん…10g
かぼちゃ…20g

衣
小麦粉…10g（大さじ 1）
卵…10g
水…適宜
揚げ油（吸収分）…10g
麺つゆ…10g

※（　）内は目安

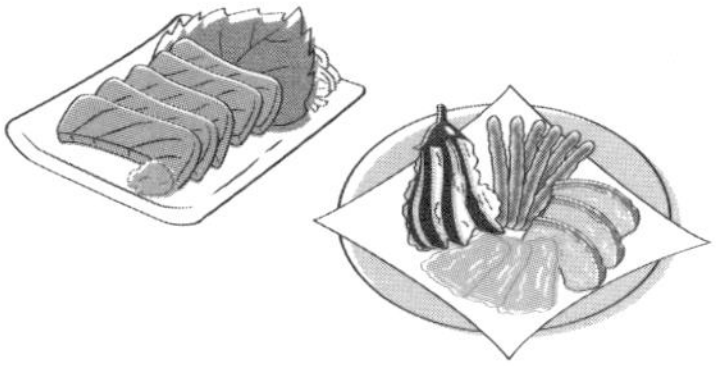

作り方
海老は殻をむき、背ワタを取りのぞく。野菜は食べやすい大きさに切る。衣の材料を合わせて、海老と野菜につけ 160 ～ 170℃の油で揚げる。

腎臓病の原因疾患を予防・改善する食事

～エネルギーの摂取過多とバランスに注意する～

腎臓病予備軍の人や、ステージ1の軽い腎臓病の人は、それ以上腎臓病を進行させないための食事を心がける必要があります。

腎臓病は、高血圧、糖尿病、慢性腎炎、脂質異常症、高尿酸血症などの病気と深い関係があります。これらの病気をもっている人は腎臓病を悪化させるリスクが高く、また腎臓病によってこれらの病気が進行しやすくなるからです。

高血圧

高血圧は、上の血圧（収縮期血圧）が１４０㎜Hg以上、下の血圧（拡張期血圧）が90㎜Hg以上です。血圧が高いということは、血管に常に高い力が加わることになります。腎臓で血液中の老廃物や塩分などをろ過する働きをしている糸球体は、細かな毛細血管が集まった組織なので、高血圧による悪影響を受けます。体のほかの部分の血管と同じように血管が硬くなる動脈硬化が起きて、ろ過能力の低下、腎硬化症へとつながるのです。

また、腎臓は体内の水分と塩分のバランスをとって、血圧を正常に保つよう働いています。高血圧の状態になると、腎臓はそれを戻そうと働き続けることになります。これも負担となり、腎臓の機能を下げることになります。

血圧が高い傾向にある人は、食事で塩分の摂りすぎにならないよう注意する必要があります。

糖尿病

糖尿病は、血液中のブドウ糖（血糖）が多くなってしまっている状態です。血糖値が高くなっても、すぐに痛みや不調などわかる症状が出るわけではありませんが、長いあいだに血管を傷つけて心臓病などの重い病気につながります。高血糖は糸球体の毛細血管も傷つけて血管壁が硬くなり、ろ過機能が低下します。これが、「糖尿病性腎臓病（腎症）」です。

糖尿病性腎臓病（腎症）に進むと、腎臓のろ過機能の低下により高血圧にもなりやすく、さらに腎臓への負担が増し、腎臓病が進行してしまうという悪循環に陥りやすくなります。

糖尿病を予防するためには、まず糖質の摂り過ぎを減らすこと。そして、食事からのエネルギー摂取（総カロリー）を適度に抑えることが大切です（糖尿病性腎臓病が進行してしまった場合の食事については、たんぱく質の摂取量を抑えるなど、ステージによって内容が変わります）。

慢性腎炎

慢性腎炎は、腎臓の主に糸球体に炎症が起きているものです。蛋白尿や血尿などの症状が少なくとも1年以上続きます。原因についてはまだ判明していないことが多く、完治することもできないのですが、悪化して腎不全に進行するのを防ぐことが大切です。そのために、たんぱく質や塩分を控え、血圧を維持して体重を増やさないような食事をすることが必要です。

脂質異常症

脂質異常症は、血液の中に含まれる脂質の量に異常がある状態のことです。いわゆる悪玉コレステロールであるＬＤＬコレステロールや、中性脂肪の一つであるトリグリセリドが多かったり、善玉コレステロールのＨＤＬコレステロールが少ない状態です。

脂質異常症と判断されるのは、空腹時に採血した血液で、ＬＤＬコレステロール値が１４０㎎／ｄＬ以上の「高ＬＤＬコレステロール血症」の場合、ＨＤＬコレステロール値が40㎎／ｄＬ未満の「低ＨＤＬコレステロール血症」、そしてトリグリセリドが１５０㎎／ｄＬ以上の「高トリグリセリド血症」です。

脂質異常症では、コレステロールが血管壁を傷つけたり、血管壁に入り酸化して、動脈硬化が進みます。よく知られているように、心臓病や脳卒中などにつながりますが、腎臓の機能低下にもつながるのです。

脂質異常症にならないための食事は、コレステロールの多い食品を食べ過ぎないようにすることと、全体のエネルギー摂取量を適切に保つことが大切です。また、食品から摂取する脂質には、コレステロールを増やす飽和脂肪酸と、逆に体内のコレステロールを下げる働きがある不飽和脂肪酸があります。飽和脂肪酸は、肉や魚、乳製品などの動物性の脂に多く含まれます。ただ、魚の脂質に含まれる成分には中性脂肪を下げる働きがあったり、飽和脂肪酸を含む食品にもほかの必要な栄養素が含まれているため、過剰な摂取に気をつけて、バランスよく食べることが大切です。

高尿酸血症

高尿酸血症は、血液中の尿酸が高い状態です。尿酸はプリン体という物質が、体内で使われる時に産生する老廃物です。通常は、日々産生する尿酸は腎臓の働きによって尿中に排泄され、血液中には一定となる仕組みです。ところが、尿酸の作られる量が増えたり、排泄がうまくいかなくなったりして血液中に尿酸が増え、7・0㎎／dL以上になると高尿酸血症と診断されます。高尿酸血症だけでは自覚症状はありませんが、その状態が続くとやがて尿酸が結晶化して関節などに溜まり、痛風発作の原因となります。また、尿酸は血管や腎臓に沈着して動脈硬化になったり、腎臓の機能を低下させます。ほかにも、心臓病や脳卒中を引き起こす原因になるともいわれています。

尿酸値が上がらないようにするためには、アルコールの量を減らし、肉、魚の内臓、卵、ビール、豆類などプリン体を多く含む食品の摂り過ぎに注意します。

＊　＊　＊

ここであげた腎臓病と関わりの深い病気は、いわゆる生活習慣病と呼ばれるものです。これらの病気すべてを意識して、予防し、進行させないための食事をするのは大変だと感じるかもしれません。しかし、生活習慣病を防ぐ食事、メタボリックシンドロームにならないための食事を基本とするとよいのです。

近年、日本人の生活習慣病のリスクは高まっているとされていますが、その原因として食生活の欧米型への変化による高カロリーな食事、交通機関の発達による運動不足、睡眠や休息のための時間を侵食する働き方、ストレス、喫煙習慣などの影響があげられています。これらの生活習慣を少しずつでも改めることで、予防や改善につなげていくことができるのです。

まず、毎日の食事でエネルギーを過剰に摂取してはいないでしょうか。余分なエネルギーは、体内に脂肪として蓄積され、肥満へとつながります。肥満傾向にある人は、標準体重を目標としてゆるやかに減量する必要があります。

過食を防ぐには、バランスよく食べること

が大切です。丼物や麺類などの単品メニューよりも、定食を選びます。サイドメニューで野菜の1品を加えるようにするのもよいでしょう。

脂質の取りすぎにならないよう揚げ物はほどほどに。飽和脂肪酸を多く含むバターやラード、鶏卵、鶏肉の皮、魚卵なども控えめにします。海藻やきのこ類などは食物繊維を多く含み、食事のボリュームを増やせるので、上手に活用しましょう。

お菓子や清涼飲料水などは、砂糖を多く含んでいることが多いので、なるべく控えます。

食事のときにひと口の量を減らしてよく噛む、食事のはじめに野菜や汁物から食べるなどの工夫も役立ちます。

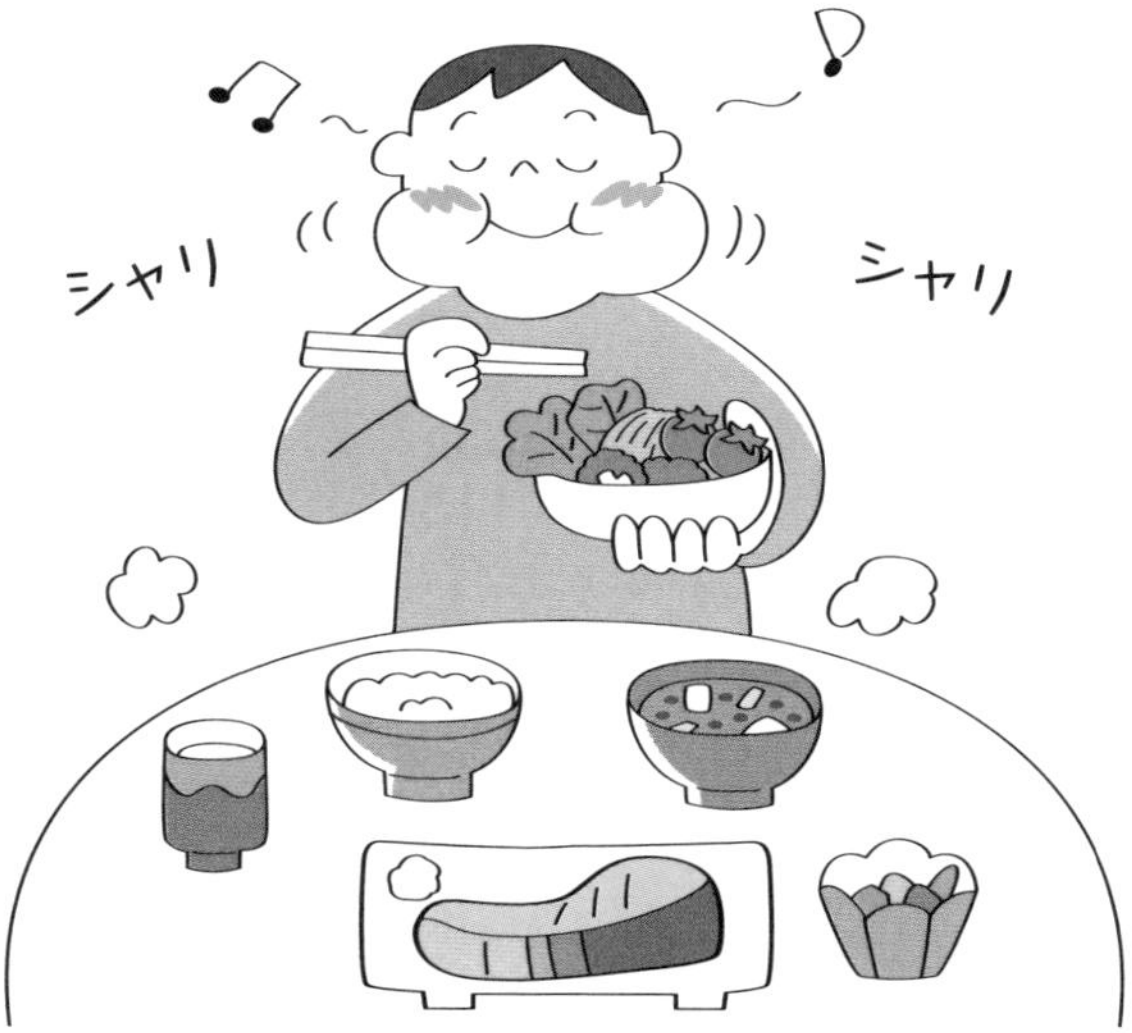

■編著者
富野 康日己（とみの・やすひこ）
医療法人社団 松和会理事長。順天堂大学名誉教授。1949年生まれ。1974年、順天堂大学医学部卒業
市立札幌病院で研修。79年、東海大学医学部内科助手・講師を経て、87年、米国ミネソタ大学に客員講師
て招聘される。88年、順天堂大学医学部腎臓内科助教授、94年、同教授に就任。順天堂大学医学部附属
天堂医院副院長、同大学医学部長・研究科長を経て、2015年医療法人社団松和会常務理事、2019年
職。著書・監修書多数。

■栄養監修
杉村 紀子（すぎむら・のりこ）
実践女子短期大学家政科卒業。1984年～1996年、立正佼成会附属佼成病院勤務を経て、1997年より
療法人社団松和会・望星西新宿診療所にて管理栄養士・腎臓病療養指導士として患者の生活指導にあたる

装丁：本間公俊
企画編集協力：アーバンサンタクリエイティブ／大工明海
本文イラスト：コミックスパイラる 井上秀一
本文デザイン・ＤＴＰ：㈱イオック

おいしい腎臓病の食事

令和3年5月20日　第1刷発行

編著者　富野 康日己
栄養監修　杉村 紀子
発行者　東島 俊一
発行所　株式会社 法 研
東京都中央区銀座1-10-1（〒104-8104）
電話 03(3562)3611(代表)
http://www.sociohealth.co.jp

印刷・製本　研友社印刷株式会社

0102

ISBN978-4-86513-761-3 C0077　定価はカバーに表示してあります。